家庭真验方

一点就通 2

家庭救急的

指尖备急方

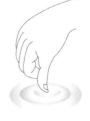

王启才　钱娟／编著

U0220081

上海科学技术出版社

图书在版编目（CIP）数据

一点就通. 2，家庭救急的指尖备急方 / 王启才，钱
娟编著. -- 上海 ： 上海科学技术出版社，2022.9
ISBN 978-7-5478-5776-2

Ⅰ. ①一… Ⅱ. ①王… ②钱… Ⅲ. ①穴位按压疗法
②针灸疗法 Ⅳ. ①R24

中国版本图书馆CIP数据核字(2022)第134667号

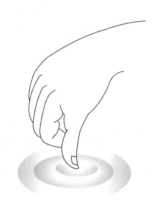

一点就通 2：家庭救急的指尖备急方

王启才　钱　娟　编著

上海世纪出版（集团）有限公司
上海科学技术出版社　出版、发行
（上海市闵行区号景路 159 弄 A 座 9F-10F）
邮政编码 201101　　www.sstp.cn
上海盛通时代印刷有限公司印刷
开本 787×1092　1/16　印张 15.5
字数 250 千字
2022 年 9 月第 1 版　2022 年 9 月第 1 次印刷
ISBN 978-7-5478-5776-2/R·2541
定价：68.00 元

〖前　言〗

高热、中暑、休克、昏迷、心慌、哮喘、突发耳鸣、鼻子出血、食物中毒以及各种剧烈疼痛等，都属于急症的范围。

自从近代西洋医学进入我国之后，大凡急症之事，都是由西医西药处理，中医中药用之甚少。所以，人们常常会说：这些急性病症，只能通过西医急救，因为中医是"慢郎中"，只能治疗慢性病，而对急性病症则束手无策。

殊不知，中医也能治疗急性病，主要体现在中医针灸治病中。早在两千多年前的春秋战国时代，名医扁鹊（秦越人）就以针灸之法成功地救治了虢太子的"尸厥"（类似于现代的中毒休克或昏迷），在中医急救史上传为佳话；东汉时代的华佗，用针刺法治曹操头风立竿见影；唐朝太医秦鸣鹤，用刺血法止唐高宗剧烈头痛效如桴鼓，这些都是中医学急救方面的典范。

实践证明，针灸、点穴疗法，对于部分急性病症的确可以收到满意的救治效果，是可以信赖的。针灸疗法应用于急症，范围广、见效快，而且不受条件的限制，值得进一步推广、应用。

笔者在高等中医药院校从事中医针灸教学和临床五十多年，从武汉到南京，从国内到国外，运用针灸医术亲自救治过不少危急患者。真可谓：手到病除，针到痛止；指尖备急，简便实用。

笔者主编的《一点就通的救急穴位疗法》2019 年出版，该书突出了题材活泼、可读性强，通俗易懂、科普性强，操作方便、实践性强三大特点，受到国内外众多读者的欢迎和好评。在他们的强烈要求和出版社的大力支持下，我们再次执笔，在原书基础上增加很多病种和案例，撰成新书。读者将看到中暑、咳嗽、胁痛、食物中毒、便秘、颈椎病、网球肘、脱肛、痔疮、疝气、带状疱疹、目赤肿痛、麦粒肿、多泪症、眼睑痉挛、突发耳鸣、鼻出血等二十多个新病种的故事。本书所收录的急症和疑难病案，大部分都是我们两位编著者亲自诊治的真实病例，为便于叙事书中一般以"我"表述，还有一部分是我们国内外的弟子们的临床经验。

　　为了使广大读者能学以致用，书中对这些病症的针灸应急处理方法都有具体、规范的操作指导。同时还考虑到家庭保健的特殊性，对操作中的注意事项也交代得非常清楚，以保证普通读者用得明白、用得安全、用得放心、用得有效。即使你不是中医师，只要是具有初中文化程度以上的读者都可以一看就懂，一学就会，一用就灵。

　　只要你能掌握一些常见病症的简易针灸、指压点穴救治方法，今后不管何时何地，如果有人突发急性病症，你就能紧急情况不慌张；有人杂症难治一愁莫展，你也能"该出手时就出手"，解险情于片时，救危急于顷刻，化险为夷，除困解难。

　　本书付梓前又得佳讯：本书出版后有望成为瑞士中医药大学的学生教材以及该国针灸爱好者的参考读物，古老而现代的"指尖备急方"将福泽更广大的民众！

王启才　钱　娟

2022 年 8 月

一点就通 2：家庭救急的指尖备急方

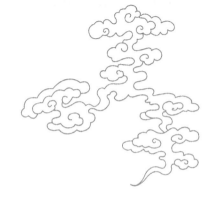

【 阅读说明书 】

【**主 书 名**】一点就通2：家庭救急的指尖备急方

【**系列书名**】家庭真验方

【**适用人群**】爱好中医保健的普通人及基层中医药工作者

【**主要内容**】本书涉及40多种常见急性和疑难病症，这些症状以点穴、按摩、拔罐、灸法、针刺、刺血等疗法对症处理有独特疗效。书中具体介绍了这些症状的表现，以及相应特效疗法的实际应用。一旦学会，可在紧急或不方便立即就医的情况下做好应急处理，缓解病痛，并为规范化治疗赢得宝贵时机。

【**真 验 案**】本书中所有病例均为编著者及弟子亲身经历的真实医案，为保护隐私均隐去病人真实姓名。

【**取 穴 法**】本书中穴位均配标准取穴图，为帮助普通读者定位，另附简易取穴法。如合谷穴位于手背第1、2掌骨之间，略靠第2掌骨中点，简易取法可为：将手伸直、并拢，大拇指紧靠食指，在虎口部位突现的最高点处。

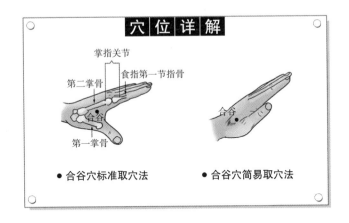

【**同 身 寸**】本书中所有的"寸"，为中医"同身寸"概念，指以病人本人（注意不是施术者）体表的某些部位折定分寸，作为量取穴位的长度单位。如病人把食指、中指、无名指和小指并拢，以中指横纹为标准，这四指的宽度为3寸。

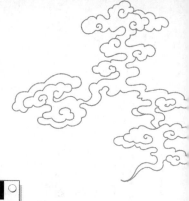

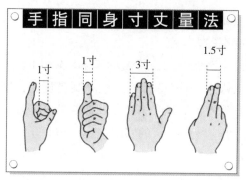

手指同身寸丈量法

1寸　1寸　3寸　1.5寸

【**注意事项**】本书中推荐读者自己操作的穴位疗法均为应急处理措施，急性发作缓解后，病人应赴医疗机构诊治，并注意日常调摄，做好预防工作。一旦应急处理无效，也应尽快就医。千万不可过分依赖应急疗法而忽视正规治疗或延误治疗时机。

【**延伸阅读**】希望探讨更多家庭穴位保健知识，并得到编著者针对性指导的读者，可扫描书中二维码，获得更多相关知识。

【**穴位速查**】家庭真验方系列图书整理有适合家庭运用的常见保健穴位，见本书附录。

【目　录】

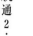

一点就通2：家庭救急的指尖备急方

一点就通2：家庭救急的指尖备急方

一、掐穴也能退高热

2021 年 5 月 2 日，我的一位江西弟子（江西抚州市赞育堂业务副院长黎浩明）乘坐 G1412 列车由江西萍乡去湖南长沙。上午十一点左右，听到列车广播员求医信息，七号车厢一个小男孩发高烧，寻求列车上的医务人员。出于职业的本能，他及时赶往七号车厢，那里已经有一位女士（可能是西医医生）在对小孩进行检查，孩子高热 39℃，建议小孩到长沙南站下车后速去医院诊治。我弟子简单对小孩做了检查：颜面通红，精神尚可；脉搏一呼一吸六至，浮数之脉；咽喉微红，诊断为风热感冒（表证）。征求病人家属同意后，取大椎和双侧曲池穴，用 0.45 毫米 ×40 毫米浮刺针强刺，泻法。孩子的烧当时很快就退下来了，也就用不着到医院而直接回家去了。

高热在许多疾病过程中都可出现，常见于急性感染性疾病、急性传染病、风湿病、胶原性疾病、中暑、严重烧灼伤、部分恶性肿瘤、药物中毒等。

高成哪样算"高热"

人的体温，通常以口腔温度 37℃ 左右为基本标准。根据这一标准，医学上规定：凡口腔温度超过 37℃ 即为发热，其中，37 ~ 38℃ 为低热，39℃（腋下 39.5℃、肛门 38.5℃）以上即为高热，属于临床常见急症之一。

给小孩测量体温，因为担心他会把体温表咬破、吞下水银，出现意外，所以通常采取的是在腋下或者肛门测量。腋下的温度比实际体温低 0.5℃，所以在腋下量得的体温需要加上 0.5℃；更小的婴幼儿是从肛门测体温，这时体温比实际温度要高出 0.5℃，所以从肛门量出来的温度要减去 0.5℃。

发热其实是人体的一种抗御外邪的免疫防卫反应，如果这个人对疾病没有了任何抵抗能力，他还烧不起来。

所以说发热从某种意义上来讲，它是一种好现象，是免疫防卫功能正常和旺盛的表现。如果小孩子发热并不是很高，症状表现不重，他不是很难受、很痛苦，在身体可以耐受的情况下，一般可以不做任何治疗，让孩子注意休息、多饮温开水即可。对于症状较重、难以耐受者，我们就要通过一定的治疗方法清热泻火、镇静安神。

本病以口温在 39℃（或腋温 39.5℃、肛温 38.5℃）以上为主症，具有发病急、病程短、口干渴、小便黄、脉洪大而数的特点。白细胞计数能反映人体对致病因素特别是感染的反应状态，临床上根据白细胞总数和中性粒细胞的增减可协助诊断。

高热属于中医热病范畴，古代文献中有壮热、实热、灼热、身大热等名称。外感病邪是引起高热的主要原因，其中以风寒、风热、温热之邪和疫疠（传染病）之气为主，也有内伤发热者。

1. **风寒束表：**恶寒发热，无汗，头痛身痛，鼻塞、流清涕，舌苔薄白，脉浮于表而紧。

2. **风热壅盛：**发热汗出，微恶风寒，头痛鼻塞，咽喉肿痛，咳嗽痰稠，渴喜冷饮，小便黄赤，舌红、苔黄，脉浮于表而快。

3. **热在气分：**高热汗出，烦渴引饮，小便黄赤，大便秘结，腹痛拒按，舌红、苔黄，脉洪大而快。

4. **热入营血**：高热夜甚，烦躁不安，甚则神昏谵语（说胡话），或斑疹隐隐，或吐血、衄血、便血，舌红绛而干，脉细数。

5. **疫毒熏蒸**：壮热烦躁，甚则神昏谵语，头面红、肿、热、痛，咽喉肿痛甚至糜烂，或丹痧密布，舌红、苔黄，脉洪大而快。

如果是半夜高热，或者是刮风下雨的天气，上医院不方便，我们在家里就可以用下述这些方法做应急处理。家人的体温十有八九都能退下来，其他伴随症状也会好转。

不会刺就掐：四大主穴

对于高热，中医总体的处理原则是：清热泻火。针刺疗法有四大退热主穴：大椎穴、曲池穴、合谷穴、外关穴。

大椎穴在肩背正中，第7颈椎棘突下。曲池穴的取穴法是：曲肘90°，肘横纹拇指侧凹陷中（如果屈肘后有2个以上的纹头出现，则以直对肘尖的一条为准）。合谷穴位于手背第1、2掌骨之间，略靠第2掌骨中点，临床有几种简

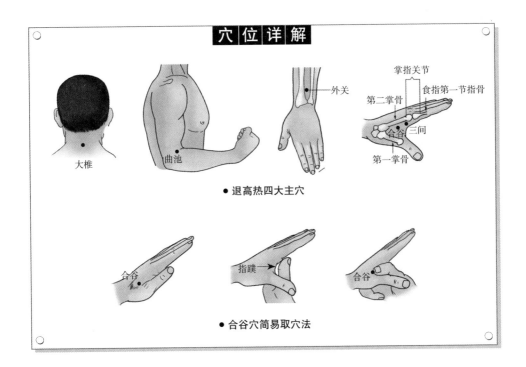

穴位详解

●退高热四大主穴

●合谷穴简易取穴法

易取法：①将手伸直、并拢，大拇指紧靠食指，在虎口部位突现的最高点处；②手伸直，虎口张开呈90°，另一只手的大拇指横纹紧压在张开虎口的指蹼上，将拇指端压向食指中点，能感觉到酸胀处即是。外关穴在手背腕横纹中点上2寸（同身寸，全书同）。

其中，大椎穴、曲池穴主要用于退39℃以上的高热，合谷穴、外关穴则退39℃以下的发热。

大椎穴属于身背后督脉的穴位，人体所有阳经经脉都在此聚会，又称"诸阳之会"穴，发热是阳气过盛的反应，刺激本穴能宣散一身火热之气；肺与大肠相表里，曲池穴为手阳明经要穴，宣肺解表、清泻实热；合谷穴、外关穴清热解表、疏散风热。

若伴有高热惊厥或神昏谵语（说胡话），则加人中穴（鼻中隔与上嘴唇之间）、百会穴（头顶正中前发际上5寸）、筋缩穴（脊柱正中第9胸椎棘突下）、中冲穴（中指顶端）、太冲穴（足背第1、2跖骨间凹陷中）、阳陵泉穴（膝关节外侧腓骨小头前下方凹陷中）等穴，能清泻心火、平肝熄风、安神定志、开窍醒脑。

至于操作方法，首先要注意的问题是：热病忌灸，以免"火上浇油"，加重病情。最理想的方法是：会针刺技术者急刺、强刺泻法，或者点刺出血并加拔罐，使之出血量多；不会的可用按法，哪怕掐破皮或掐出血来也没有多大关系。

刺血应优选大椎穴，以医用采血针、缝衣针、三棱针严格消毒后刺血（或皮肤针消毒后重叩出血），然后拔罐，使之出血较多。或可在耳垂下端刺血：先把耳垂反复地捏揉，让更多的血液集中到这个地方，然后用碘酒棉球消毒，把耳垂捏紧，用一次性采血针或缝衣针、小号三棱针浅刺1~3下，等有血出来就趁势挤压耳垂，少则出血三五滴，多则十数滴甚至更多。

刺血拔罐，使用气罐比较好，因为不需要借助火力，仅仅发挥它的负压吸拔作用，所以没有必要拔火罐。当罐具里面的血液由紫黑变成鲜红时，即可取罐止血了。一般刺血后，体温即可开始下降。

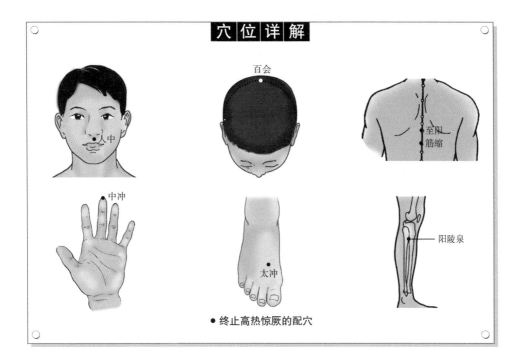

穴 位 详 解

百会

人中

至阳
筋缩

中冲

太冲

阳陵泉

● 终止高热惊厥的配穴

真 验 案

大椎穴和曲池穴救了女公安

蒋××，女，26岁，南京市公安局干警。2005年10月，全国第十届运动会在南京举行，有位国家主要领导人和夫人将亲自参加这次盛会的开幕式，这位年轻的女公安干警荣幸地被公安局领导安排负责相关任务。接受了这一光荣使命后，这个大女孩别提有多兴奋了！

谁知节外生枝，第二天就要上岗的这位女公安在前一天深夜突然发起了高热，体温近40℃，急得直哭。情急之中，当时正在南京中医药大学跟我学习针灸的女孩她妈妈，用已经学到的穴位知识——掐大椎穴、曲池穴给女儿治疗。通过轮番掐按这两个穴位，1小时后女孩的体温下降到38.2℃。初战告捷，女儿要求妈妈隔1小时后再接再厉。两次掐按下来，天亮时女孩的体温已经恢复正常，没有影响她执行任务。

事后她妈妈向我报告此事时感慨地说：真没想到这么简单的方法，却能解决这么大的问题！

退儿童高热特色手法

如果是儿童出现高热、神昏和惊厥，可以用清心经、掐揉小天心、清天河水这三种小儿推拿特色手法，也有独特的治疗效应。

1. 清心经：用拇指指腹或侧面从患儿中指掌面指根快速推向指端，反复操作 100 ~ 200 次。清心经适用于高热无汗、烦躁、神昏惊厥。

2. 掐揉小天心：小天心位于手掌大鱼际与小鱼际之间的交界处接近掌根的地方，施术者在这个地方用大拇指指端不断地掐揉（掐中带揉、揉中带掐）或用中指指端不断地点捣 100 ~ 200 次。掐揉小天心适用于高热、神昏、惊风、夜啼、幼儿急疹、麻疹、尿频、脑瘫、荨麻疹、流涎、口疮等。

3. 清天河水：不知道大家有没有这个感觉，一听到"清天河水"这几个字就会有一股清凉之感。操作方式是把孩子胳膊上的袖子拉到肘关节上面来，施术者用拇指侧面或食、中两指指腹从手掌面的腕横纹的中点（大陵穴）一直推到肘横纹中点（曲泽穴），推 100 ~ 200 次。

由于"清天河水"的距离比较长，对 3 岁以内的婴幼儿可以只用大拇指指腹来推擦；如果是大孩子，我们就可以用食指和中指并拢从下面往上推擦，要求有一定的力度。可以事先涂一点按摩油、冬青膏这一类的润滑油，一直把局部皮肤推红。这种推擦，就相当于拔罐疗法的"推罐"，也类似于用手指头刮痧。适用于发热、幼儿急疹、麻疹、肺炎、腮腺炎、夜啼、荨麻疹、鹅口疮、扁桃体炎等。

因为是发热，满脸通红，中医学认为是心火太旺，而且影响到神志，就会说胡话、抽筋，所以要清心经。这三种小儿推拿手法都是在上肢内侧肘关节以下至中指的心包经循行部位操作。心包是"代心行事"的，在各方面的作用都是同心一样的，心

退儿童高热特色手法

● 清心经

● 掐揉小天心

● 清天河水

扫码看视频

包有热，也会让人高热、神志不清。三法同施，既能退热，又能安神。

在其他配合措施方面，婴幼儿高热可以配合使用一些物理降温的方法，比如用冷水毛巾或带冰的毛巾敷前额、擦身子；用酒精擦颈下、腋窝、胸腹部及腹股沟部；或在四弯穴（双侧肘横纹处大筋、小指侧的曲泽穴，膝弯腘窝正中的委中穴）刮痧；发热汗多的病人应多饮糖盐水，饮食宜进清淡、易于消化的流质或半流质，忌油腻和甜食。

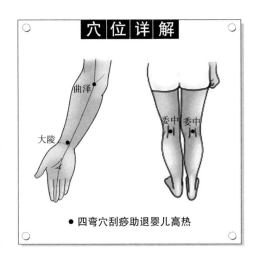

穴 位 详 解

曲泽
大陵
委中 委中

● 四弯穴刮痧助退婴儿高热

真 验 案

我为小侄孙清天河水

2013年，我和大侄女买好火车票准备回湖北老家省亲。出发前一天的中午，侄女来电话，说她3岁的小孙子上午发热了。在南京军区医院查体温39℃，诊为"急性扁桃体发炎"，开消炎药回家口服无效。她要我去她家看看，并说很可能她不能回湖北老家了。

下午我去了，给小家伙做了一次清天河水和掐揉小天心，告诉侄女，如果到了晚上还没有好，我就再来一趟。结果当天晚上和第二天早上，小家伙的体温一直正常，也就没有影响当天侄女回湖北老家。

半个月以后，我们从老家回南京，小家伙又有一次发热。我侄女按照我教的方法，自己给娃娃做了2次清天河水，也很快就好了。

家庭退高热要注意

针灸退热有很好的效果，可以作为处理高热的措施之一。但应查明病因，明确诊断，针对病因进行治疗。效果不显者，应结合其他方法综合治疗。

高热汗多者应多饮淡糖盐水，病情严重者应予输液。发热容易导致脱水，除了输液之外，经常喝水也是一种补充体液的方法。

饮食宜清淡、易于消化，忌油腻、辛辣厚味、鱼虾。

当然，如果病人体温过高、病情太重，经过上述简易方法处理未收到效果时，我们就要抓紧时机，把病人送到医院进行及时处理。

真 验 案

《万家灯火》的忠实观众

2010年，我在江苏卫视《万家灯火》养生保健栏目主讲了儿童穴位保健之后，收到浙江湖州的周女士来信说："我是今年上半年偶尔看到您的电视讲座，深深被吸引，每集都做了笔记。起初记是记了，但没有真正懂，因为脑子还没有针灸的基本概念。后来我自己买一些相关的书看，并通过电脑视频重新看了好多遍您的讲座节目，久而久之，渐渐觉得从中受益匪浅。本人有一个3岁不到的孩子，2008年出生时可能是母乳不足的缘故，一周岁半之前几乎是医院的常客，起初是消化不良、腹泻，反反复复三四个月；然后是经常感冒、发烧，感冒又引起咳嗽、支气管炎，甚至支气管哮喘。我几乎是心力交瘁，焦虑万分。所幸2010年以来，看了您的讲座，我自己学着为孩子做按摩保健，小孩抵抗力有所提高，再没有去吊过盐水，您讲的儿童穴位保健法太管用了！尤其是下半年，孩子有3次低热，我都没有带他去看医生，也没有用药，我按照您教的做法给孩子推拿，清天河水、清心经、掐揉小天心，3次发热都是次日就退烧了。孩子的变化，使我本人对中医、针灸产生了浓厚的兴趣，迫切希望能有机会进一步学习，并希望通过自己的努力能帮助曾经跟我一样痛苦和困惑的母亲们。"

一点就通2：家庭救急的指尖备急方

二、狄仁杰路边救『中暑』

在电视连续剧《狄仁杰》中有这么一段故事情节：大唐宰相狄仁杰善医术，尤其精通针灸。若遇有人患病，必首施针术。有一个夏天骄阳似火，他带着几个随从微服私访，在一条山间小路旁，发现一位老农昏倒在路边。狄仁杰赶忙下马，扶起老人，但见老人肢体发烫、口唇干裂、脉搏洪大而急促。善医术的狄仁杰对随从说，这么大热的天，老人这是中暑了。赶忙让随从给病人喂了几口水，自己则从随身包裹中取出银针，在老人的人中、手指尖端扎针施救。老人很快就睁开眼睛，恢复了神志，连连称谢，感激狄大人的救命之恩。

中暑，古称"中暍""中热""伤暑"，俗称"发痧""痧证"（所谓"刮痧"也就是用刮法刮去热毒，治疗中暑），是盛夏季节突发于高温环境中的一种急性外感热病。以高热、口干渴、汗出、心慌、头痛、头晕、烦躁等为主症。

热痉挛是中暑的一种特殊类型，在热而湿度高的地方长时间旅游，有时会突然脸色发青，感到头痛、恶心或呕吐、头晕并发生四肢或腹内胃肠道抽筋。若不及时处理，会进一步发展，以至于突然昏倒（又称"暑厥"）、抽搐（又称"暑风"）意识消失，最后危及生命。

病急变化快，及时需抢救

首先要让病人离开高温环境，将病人移到阴凉通风处就地仰卧（头低足高位），解开衣扣、腰带。然后用温水敷头，然后逐步用冷水敷，有条件可采用冰袋或淋浴。

神志尚清醒者饮凉开水或淡盐水，送服人丹或十滴水。意识丧失、肢体抽搐者，应让病人取侧卧体位，头向后仰，保证呼吸道畅通。

针灸治疗中暑疗效肯定，方法简便，可作为急救的首要措施。

取穴：速取人中、百会、大椎、曲池、合谷、内关、中冲、曲泽、委中等穴。

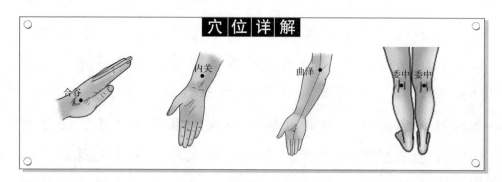

穴位详解

合谷　内关　曲泽　委中　委中

按压法：重力掐按，同时不停旋揉，哪怕掐出血来也没有关系，事后再做消毒处理；百会、大椎、肩井、印堂、太阳穴、中冲、曲泽、委中可用无菌三棱针刺络出血或皮肤针重叩出血，大椎、肩井穴还应该在出血的基础上加拔气罐。

刮痧法：以银制或铜制刮痧板，涂抹麻油，反

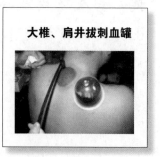

大椎、肩井拔刺血罐

复刮拭背部膀胱经和脊柱两侧的"华佗夹脊"穴。可以苏州生幼堂的"千金膏"代替麻油，刮痧没有痛感，能够轻松导引热毒。也可以就地取材，利用可以刮痧的其他工具，蘸水或风油精刮拭。

艾灸法：汗出肢冷、脉微欲绝、中暑猝然晕倒的阴证，可以用粗大艾条重灸百会、肚脐、关元、气海；或者取温热适度又能熨敷的物品如热毛巾、热水袋、布包热土、炒盐等，温熨、热敷腹部或肚脐、关元等穴。

三清山上救游客

2010 年 8 月，我在江西中医药大学参加全国针灸临床学术大会，会后到三清山观光旅游。在上山的路上，突然听说前边一个小旅游团有一位老太太昏倒在山路上。我下意识地向前跑去，只见一位六十岁左右的老大姐躺在地上，被她的同伴们围着。同伴中有一个年轻一点的中年妇女（说是老人的女儿）把她抱在自己怀里，就地而坐，并一个劲地给老人擦汗。

我看老太太满脸通红，汗流浃背的，意识也有些不大清醒。就叫她女儿赶快把老人家就地平放在路上，并问她女儿是咋回事。原来老太太患有高血压，平时就很怕热，炎夏爬山，更让她热得够呛，大汗淋漓，感到头晕眼花。虽然也不停地喝水，还是缓解不了她的头痛、眩晕，腿脚一软没有站稳就晕倒在地上了。

她女儿问我，她妈妈是不是中风了？我观察了一下老人，嘴没有歪，也不流口水，再摸摸老人的脉，心率虽有些快，脉有些弦、紧，但脉律还是很整齐、很规律的，就安慰她女儿说没有中风，只是中暑了。当即为老人按揉内关、用力拍打肘窝（曲泽穴），老太太很快就清醒过来。又给她喝了点水，就完全恢复了正常。

【友情提醒】

危重病例应严密观察病情变化，采取综合措施治疗。必要时尽快联系附近急救中心。

三、指掐人中

起『死』回生

听了中医养生课后，南京华夏老年大学张鸿芳校长先后两次在浙江普陀山和海拔 3 000 米以上的云南玉龙雪山旅游时，用指掐人中配合谷、内关穴，救治了两位因极度劳累和高原反应而虚脱的旅游者，病人都当即清醒。

日常生活中，有些身体不太好的人在长久站立时，或者在利用燃气取暖设备取暖洗澡时，或者在桑拿浴的汗蒸房里时，或者在烈日暴晒、气温很高的环境下工作、行走时，或者在人多拥挤、空气不好的场合久留时，会突然晕倒在地，不省人事。

这种现象医学上称之为"晕厥"或"昏厥"，是由于大脑一时性缺血、缺氧造成的。在这种情况下，如果不能得到及时、正确的救治，往往会加重大脑的缺血、缺氧情况，有时甚至导致死亡。

"起死回生"第一要穴——人中

这里给大家介绍一个能及时救治这种昏厥，使病人能"起死回生"的第一要穴——人中（水沟）。

提起人中穴，那可是人们都非常熟知的一个穴位，但是作为一个穴位，它的正名可就鲜为人知了，那就是"水沟"。水沟之名，比喻穴处系鼻涕流经之处，犹如沟渠。又因穴在鼻下、嘴上，鼻子是呼吸器官，在上如天；嘴巴是吃东西的，在下如地（万物土中生）。穴在天、地之间，好比天、人、地，人在其中，故名"人中"。

1.**定位取法：**关于人中穴的定位，原来定在鼻下人中沟上三分之一与下三分之二交点，也就是接近鼻中隔的位置。现在新的定位标准为人中沟正中点，因为人中，定在人中沟的正中间，这样更加符合实际，而且更方便、易找。

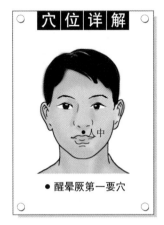

穴位详解

● 醒晕厥第一要穴

2.**治疗作用：**人中穴属督脉，与任脉交会于口鼻之间，有交通阴阳、醒神开窍、清热熄风等急救功效，是人体第一急救要穴。主治各种神经、精神失常的病症，如昏迷、晕厥、癫狂、痫证、新生儿窒息、惊风、牙关紧闭、中暑、角弓反张、癔病等。以针刺泻法为主，紧急时也可以直接用拇指指甲重力掐按，往往都能救危急于顷刻，解险情于瞬时。

我在火车上救人

1986 年 9 月初，我从家乡乘火车返回武汉，大约清晨 4 点多钟，突然听到列车员在广播里找医生，说是车上有一位乘客突然昏倒在地，不省人事已经 20 多分钟了，需要急救。

出于职业的本能，我急匆匆地赶到出事车厢，那里已经挤满了人，其中还有两位西医医生，却都束手无策。其中一位医生手上拿着心脏病的急救药物，但是因为没有检查设备，不明诊断，药物派不上用场。

我让围观的人散开，紧接着就掐病人的人中穴，不一会儿，病人就长出一口气苏醒过来了。病人清醒后，诉说有些头晕、恶心，想吐，我又为她指压了合谷、内关二穴，她就完全好了。在场的两位医生都感叹地说：还是中医针灸简便易行，不受时间、地点和条件的限制，在什么情况下都能发挥作用啊！

八戒紧急按摩救悟空

"指掐人中，起死回生"，这是在我国民间流传已久的口语。说起掐人中穴急救，可能多数人都是知道的。但是，俗话说"人忙无计"，真正遇到了有人昏厥的紧急时刻，恐怕大多数人又都会惊慌失措，未必会有几个人想得起或者会正确使用人中穴来急救。为什么？因为一般人还缺乏一种"医生的职业本能"。

古今中外利用人中穴急救的例子数不胜数，我们在电影、电视里都经常可以看到。人们非常熟悉的古典名著《西游记》第 41 回《孙悟空大战红孩儿》中就有这么一段情节：红孩儿打不过孙悟空，情急之下，就对着孙悟空喷火，把孙悟空的毛、皮肤、头发都烧焦了，孙悟空昏死过去。后来沙和尚、猪八戒赶到了，沙和尚急得干搓手，没有办法。只见猪八戒急中生智，"将两手搓热，使一个按摩禅法"，须臾间，气透三关，孙悟空这才苏醒过来。电视剧《西游记》第 14 集中，猪八戒是用指掐人中法救醒孙悟空的。所以，尽管孙悟空平时很不喜欢猪八戒贪吃贪睡，但是每到关键时刻总是对猪八戒网开一面。为什么？因为猪八戒对他有救命之恩呀！

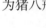

关于人中穴救急，另有佳话。唐朝宰相狄仁杰在办案途中，在路边遇到中暑昏迷的病人，熟悉医道的狄仁杰也是用针刺病人的人中穴救治，而让他苏醒的。

针刺或指掐人中穴，主要用于治疗低血压、低血糖、中暑、中风、煤气（一氧化碳）中毒等导致的休克、昏迷、血压下降、呼吸衰竭等急性病症，能救危急于顷刻之间。

昏迷和休克有什么区别

昏迷比较重，常常突然来临，病人一下子摔倒，比如中风（脑卒中）时，会出现昏迷情况；休克主要是血压下降，人的意识有点淡漠，一般不会完全神志不清。

真 验 案

摩洛哥好汉该出手时就出手

1988 年我从武汉调到南京中医药大学不久，6 月份的一个周末，我的一位摩洛哥留学生在东南大学礼堂参加中外大学生联谊舞会。众人正狂欢，一名大跳劲舞的苏丹学生突然晕厥在地，顿时舞场大乱。

在这关键时刻，我的那位学生挺身而出，立即给这位昏迷者指掐人中穴，使他马上清醒了过来。大家说，我的这个非洲学生是不是像《好汉歌》中唱的那样：该出手时就出手，风风火火闯九州啊！

人中急救法你也行

用人中穴急救该怎样来操作呢？首先，遇到昏厥的病人，我们不要慌张和忙乱。先迅速让病人平卧，并取"头低足高"位；再把病人的领口和袖口解开，以保持呼吸和脉搏的通畅；注意外在环境的空气流通，夏天注意通风，冬天注意保暖。

用人中穴急救，可以用大拇指指甲掐按或者用梅花针叩打，直到病人醒过来为止。只不过在手法的力度上是有所区别的：闭证的病人体质一般都较为壮实，能够承受较强的刺激力度，指掐用力要重；脱证的病人一般体质较为虚弱，不能承受较大的刺激力度，指掐用力宜轻中度，皮肤针叩刺用力也不宜过重。

延 伸 阅 读

闭证和脱证的区别

闭证可见神志昏迷、意识丧失、不省人事、呼吸急促、喉中痰鸣、牙关紧闭、两手握固、血压升高等；脱证可见面色苍白、神志恍惚、呼吸微弱、目开手撒、手足冰冷、二便失禁、血压下降、脉微欲绝等。

掐按人中穴急救，不是说仅仅只向深层用力掐就可以了，而是动作要有节律，还要有一个按揉的过程，就是一边向深层压，一边在原地揉动。揉动的频率快则每秒钟两三次，慢则每秒钟一两次。这样，可以引起持续性呼吸兴奋，有利于节律性呼吸活动的进行。对于轻度晕厥的病人，轻、中度刺激即可使其苏醒；对于昏迷较深重的病人，必须用力向鼻中隔方向掐按人中穴才能收效。一般情况下，昏迷和虚脱的病人都会出现疼痛反应而即刻苏醒。

顽固昏厥再加辅助穴

日常生活中，如果遇到有人突然昏倒、不省人事，并见身体虚弱、面色苍白、呼吸微弱、脉搏难以触及，有的还可能出现大小便失禁，这时在急掐人中穴救治的基础上，还可以掐鼻子尖端的素髎穴，或急灸头顶百会穴（俗称"顶门心"，头顶正中线与左右两耳尖向上的延长线交点）、神阙穴（肚脐正中）。

对比较顽固的昏厥病人，还可以在上述处理的基础上，迅速针刺或指掐百会穴、劳宫穴和涌泉穴，三穴相配，合称"五心穴"。

大凡病人经过了昏迷或虚脱的过程之后，由于大脑一时缺血缺氧，清醒过来后难免会有头昏、胸闷、恶心等感觉。急救者不妨再给病人轻轻按揉一下手背部的合谷穴（虎口处）、内关穴（掌面腕横纹中点上2寸处），即可完全缓解。

一点就通2：家庭救急的指尖备急方

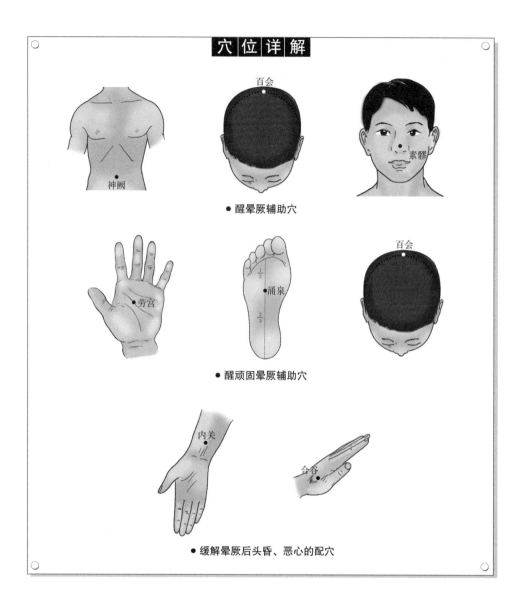

穴位详解

百会

神阙

素髎

● 醒晕厥辅助穴

劳宫

涌泉

$\frac{1}{3}$

$\frac{2}{3}$

百会

● 醒顽固晕厥辅助穴

内关

合谷

● 缓解晕厥后头昏、恶心的配穴

　　希望大家都能够学会及时正确地运用人中急救法帮助晕厥的病人，处理一些常见的神经、精神症状和运动系统的突发病症。在紧急情况下，变"人忙无计"为"急中生智"，让昏厥的病人能够在我们的手上"起死回生"。

女孩子，不能不吃早饭

2014年6月中旬的一天上午，我在南京华夏老年大学讲中医养生课，学员谢××16岁的女儿也陪同她妈妈一起来听课（姑娘正好就读于江苏省海安市推拿按摩学校）。听课中小女孩说她这几天感冒了，今天还有些头痛，她妈妈就要我给她扎几针。我就给她针了百会、印堂、太阳穴、风池、合谷、列缺几个穴，让她带针听课。

下课的时候，姑娘说头已经不痛了，我就给她取了针。她妈妈就带她一起去上厕所，刚刚出教室门，女孩就晕倒在走廊上。她妈妈很快抱起女儿，同时很紧张地大声喊我。我迅速跑到教室外面，叫她妈妈把孩子放到地上，让其平卧。小女孩面色苍白，手心冰冷却又出虚汗。我赶忙给她轮流掐人中和素髎两个穴位，给她喝了点热开水，孩子马上就清醒过来了。

原来，女孩子为了减肥，经常不吃早餐。空腹加上赶路，针后就出现晕针了（晕针大多数出现在针刺后的留针过程中，也有取针之后出现的）。事后她妈妈说：好吓人！今天是教授救了你，看你以后还敢不吃早饭？女儿也乖巧地说：再不敢了，今天也跟教授学了一招防治晕针的方法，今后遇到晕针也不会慌张了。

"五心穴"及"开四关"唤醒"植物人"

重症、难症、顽固病乃至"植物人"状态，只要能坚持使用针灸疗法，也能收到"起死回生"的效果！

2003年春的某一天上午，江苏徐州市14岁的中学生小张骑自行车上学被一辆出租车撞翻。可怜的孩子倒在地上头破血流，昏迷不醒，肇事车主却毫无人性地逃逸了。后经路人呼叫"120"救治，送至徐州市人民医院急诊室抢救。经过手术后虽保住了性命，但意识丧失，整个人处于植物人状态。按西医办法复苏治疗，十几天也不见效果。孩子的父亲通过我在徐州工作的学生（王劲松医生），请我前往徐州实施针灸救治，希望能把孩子从死亡线上挽救回来。

我当天下午即紧急实施首次针刺治疗，本着醒脑开窍、醒神复苏的治疗法则，首先强刺激人中、百会这两个主穴，配合"开四关"（合谷、太冲）为辅穴。以期先唤醒病人的脑细胞，再处理其他问题。针刺采用强刺激手法，当时病人无任何反应。

当晚第二次治疗，继续"开四关"，加针"五心穴"（百会，俗称"顶门心"、手心劳宫穴、脚心涌泉穴）以及人中、中冲。人中、中冲二穴用"雀啄"手法强刺激，其他穴加用电针治疗仪连续波、快频率取代手法。我有意让孩子父母看强电流刺激中病人面部表情和肢体的极其微弱的反应，告知他们：孩子有救！

第二天上午，又实施第三次治疗，可见孩子出现轻微的皱眉现象。因我下午要返回南京，随后的治疗托付给徐州市中医院针灸科主任。为了防止肢体废用性瘫痪和肌萎缩，同时嘱咐学生在醒神开窍治疗的同时，加用上肢的曲池、手三里，下肢的足三里、阳陵泉、三阴交等穴，并要求家属配合肢体被动功能锻炼。

经过四十多天的针刺治疗和西医治疗，在被车撞伤56天之后，生命战胜了死神，孩子终于睁开眼睛苏醒了。孩子父母及其他家人都悲喜交加、相拥而泣。

后期治疗，不再用"五心穴"，只坚持"开四关"和上肢曲池、手三里、外关，下肢足三里、阳陵泉、三阴交等穴，电针治疗仪改用断续波刺激以增强肢体肌力，本人加强肢体锻炼，配合推拿按摩。继续住院治疗2个月出院，上下肢功能基本恢复，仅留下右侧肢体轻度残疾。病人十年后结婚，因婚后三年不育，经当地男科医生（就是请我到徐州救治的王劲松医生）治疗，一年后喜得双胞胎。

真 验 案

2020年7月20日，74岁的陈奶奶参加当地社区艾心堂居家养老中心的活动。时值小暑，天气炎热，陈奶奶在上卫生间时突感天旋地转、呼吸困难，她立刻扶墙回到大厅门口呼救。当两名工作人员听到呼救赶过来抱住她时，老人家已经四肢瘫软，昏过去了。工作人员高声呼救，同时拨打"120"急救电话。

我是中心主任，赶到后立即轻轻拍打病人双肩，大声呼叫老人名字，没有回应。马上给病人针刺人中、合谷、内关，同时在十个手指末端（十宣）点刺出血。约莫5分钟后老太太苏醒了，这时"120"救护人员也赶到了。（南京弟子卢筱燕）

四、从曹操错杀华佗说起

传说三国时期，一代枭雄曹操经常犯头痛，总是头痛如裂、疼痛难忍。每次发作都得请名医华佗为他用针灸治疗，方能好转。因此，曹操才要华佗到他身边作他的私人保健医生。但华佗不愿意自己仅为曹操一个人服务，而失去为广大平民百姓治病疗疾的机会。华佗的不驯让曹操大为恼火，因而惨遭曹操杀害。

现实生活中，头痛经常发生。据不完全统计，医院神经科门诊以头痛为主诉的病人高达 40% 以上。而中西医药物对头痛的缓解办法并不多，因此，医生们也常常把头痛说成是"让医生头痛的病"。

痛症有很多种，有体表的疼痛、内脏的疼痛以及组织器官的疼痛。这里就先从"头"开始，给大家讲讲头痛可以用哪些方法来应急治疗。

在古代，中医学是把"疼痛"作为疾病的代名词，就是说，当一个人身上出现了疼痛，中医就认为他是有病了——疼痛即是病（病痛、痛苦）。那么疼痛又是怎么形成的呢？中医学用一句话来解释：那就是气血瘀阻、经脉不通，"不通则痛"。中医学认为：不管是哪种疼痛，都是由于经脉不通造成的。而运用中医针灸疗法治疗时，就要行气活血，使经脉通畅，达到"通则不痛"的目的。针灸方法治疗痛症，就是通过刺激经络和穴位，变"不通则痛"为"通则不痛"的。

头痛是一种很常见的病症，又是很多相当复杂、不大容易治疗的疾病的表现，所以，医生们常说"病人头痛，大夫也头痛"。但是，头痛也不是没办法治疗的，我将在这里教大家如何用自身的穴位来缓解头痛，让我们自己动手赶走头痛吧。

虚痛轻点、实痛重压

头痛按疼痛的性质分类，大体可以分为虚证和实证；而按疼痛的部位分类，可以分为前额疼痛、侧头疼痛、后枕部疼痛和头顶部疼痛以及偏正头痛、全头痛。

虚证和实证如何分辨呢？虚性头痛，病人感觉头空痛，而且是以头晕为主，病人一般脸色都不怎么好，血压偏低，脉搏微弱无力等。这种头痛就是由于气血不足或者贫血引起的，治疗这种头痛我们用手指轻轻点压、按揉穴位，或者用皮肤针（梅花针）轻轻敲打头部穴位，就可以了。

实证的头痛，主要表现为头痛暴烈、满脸通红、眼睛也红，大部分情况下可以看到头部有血脉怒张，病人能够感到搏动性跳痛，脉搏洪大有力。穴位治疗实证头痛，应该用手指以重力点压甚至掐捏；而用皮肤针治疗，则一定要敲重一点，敲的次数多一些，每次敲 150 ~ 200 下，甚至需要敲出血来。

按头痛的部位区分，不同方位的头痛可以由不同的疾病而引起。前面的头痛，也就是额头这一片区域的疼痛，可能是因为病人有五官方面的一些疾病，比如说青光眼、鼻窦炎、牙病等；侧面的头痛一般多见于血管神经性头痛，另外中耳炎等也可引起；后面的头痛一般常见于感冒的时候；巅顶头痛则多见于高血压病人，一般是属于肝阳上亢型头痛。肝脏有一条经脉从头到脚一直通到头顶，所以肝阳上亢型的高血压病人会出现头顶疼痛，而且会伴有面红目赤、脾气急躁易怒等。

首选要穴百会，你会找吗

头痛要用到哪些穴位呢？第一个常用的穴位就是我们头顶的百会穴；第二个就是我们后项部的风池穴；第三个穴位是大家比较熟悉的印堂穴；第四个穴位是大家更为熟悉的太阳穴，治疗头痛基本上就用这四个穴位。

百会穴在我们的头顶部，很多经脉都交汇于此，故名"百会"。刺激百会穴可以疏通很多条经脉，经脉一通畅，我们的头部就会"通则不痛"了。

百会穴在哪里呢？它就在我们的头顶正中线上，离我们的前发际5寸的地方。这个5寸怎么来量呢？古人给了我们两个参考答案：一个是"头旋中"，一个是"可容豆"。"头旋中"一看就明白，也就是头发形成的"头旋"的中部。那"可容豆"是什么意思呢？我们可以仔细摸摸头顶，在正中偏后的位置是不是有一个小凹陷？"可容豆"就是说这个凹陷里面可以放粒小黄豆而不会掉下来。

现代针灸学规定：人的前发际到后发际是12寸，我们可以先找到前后发际连线的中点，然后再向前1寸（一个拇指的宽度）就可以了。根据我的经验，取百会穴时，一定要让病人把头有意识地低下来，然后取两个耳尖连线与头正中线的交点，就是了。

但是在临床上还有一些特殊的情况，例如有很多人是高额、谢顶，这样他的前发际就不容易定了。这种情况古人已经为我们考虑到了：前发际没有或者不明显的人，要延长到两个眉毛中间的印堂穴，从印堂穴往上加3寸，前发际就能确定了；如果后发际不明显，就从后下方的第7颈椎下的大椎穴往上3寸，就是后发际了。有人也许会问："要是这个

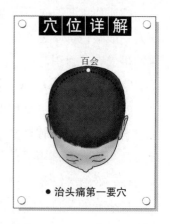

穴位详解

百会

● 治头痛第一要穴

人前发际、后发际都没有，那该怎么办呢？"那就把两个眉毛之间的印堂穴到第7颈椎下的大椎穴之间看成18寸，这样也就能找到前发际上5寸那个部位了。

初级指压法和晋级皮肤针法

我们要怎样刺激百会穴才能起到治疗作用呢？刺激的方法很多，最简单的方法，就是用手指来点压、按揉或叩击。我的经验是用中指点压、按揉比较便利，而叩击则采用双手五指同时进行。按揉、叩击时手指一定要有力度，这样百会穴就会有酸、胀、麻木和疼痛的感觉，止痛效果较好。每次短则2~3分钟，长则5~10分钟。

除了用手指点压、按揉刺激以外，还可以用皮肤针敲打100下左右，对头痛有很好的治疗效果。使用时用手持皮肤针细柄，以腕力弹叩刺激穴位，可根据头痛的轻重把握敲打的力度。

皮肤针刺激法很安全，有很好的治疗效果，又没有任何危险性。但是在使用皮肤针时有几点要注

● 皮肤针叩刺

史说：太医敢放皇帝的血

据《旧唐书·高宗纪下第五》唐代文人胡子温写的《谭宾录》中记载：有一天，唐高宗李治头痛非常厉害，痛得眼睛也睁不开。御医们都没有办法，皇帝就派人去找针灸大夫秦鸣鹤。秦鸣鹤经过诊察，认为皇帝的头痛是由于过于操劳国事，心烦意乱，火热之毒上炎引起的，只要用针在头顶的百会穴放点血，头痛就会好了。

没想到皇后武则天听了这些话非常生气，怒气冲冲地说："大胆奴才！你竟敢在皇上的头上放血，一定是心怀叵测，罪当问斩！"把秦鸣鹤吓得连忙跪地求饶。幸好高宗开明，怒斥则天皇后说："妇人之见，快快退下！现在我是病人，就应该听大夫的。"秦鸣鹤这才战战兢兢地用针在皇帝的百会穴放了些血。高宗马上就感觉头脑非常清醒，眼睛也睁开了。后来则天皇后向太医赔礼道歉，并且重赏了秦鸣鹤。

从这个史料记载，我们就能感受到百会穴对于治疗头痛、头晕是非常好的一个穴位，而且有立竿见影的效果。

意：首先，使用皮肤针之前一定要消毒，以免感染；其次，在操作时针头同刺激部位一定要平行，就是要垂直叩打皮肤表面，不能倾斜，也不要敲完以后在皮肤上拉或拖，否则针尖容易划破头皮，引起出血；最后，敲打的力度要均匀，不能忽快忽慢、忽轻忽重。

我把皮肤针操作的要领总结成了一句话，叫作"垂直叩打力要匀"，希望大家能掌握。

真 验 案

1978年，58岁的武汉水利电力学院党委书记赵某，因车祸造成严重脑震荡，头痛、眩晕、记忆力几近丧失（已经回忆不起车祸发生的情景）。因其不愿意接受针刺治疗，我就选择用指压、点穴按摩法，以及皮肤针叩刺百会及其上下左右的四神聪穴为主予以治疗。每次指压、点穴按摩5~10分钟，再用皮肤针叩刺至局部出血，每日2次。经过1个月的治疗，头痛、眩晕逐渐好转；2个月后各种症状明显减轻，记忆力有所提高；3个月后头痛、眩晕完全消失，记忆力也完全恢复，痊愈出院。

病人本来头部明显谢顶，经几个月皮肤针叩刺头皮，头顶正中竟然还生出了许多细小绒毛，使他和老伴喜出望外。

治头痛第二要穴——风池穴

治疗头痛常用的第二个穴位是风池穴。风，指风邪；池，本意为蓄水之处，此处喻为风邪聚集之处。风寒或风热之邪容易从此处侵犯人体，刺激本穴也可以由此将风寒或风热之邪驱出体外。

风池穴在后枕部两侧下方入后发际1寸的凹陷中，有一个简单的取穴方法：将一只手的大拇指和中指分别放在后枕部的两侧，然后将手轻轻地往下滑动，滑到后发际上1寸处时，你会感觉到手下两边分别有一个凹陷，同时感觉拇指和中指有被堵住、

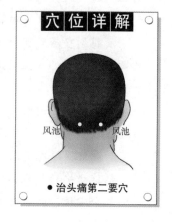

穴位详解

风池　　风池

● 治头痛第二要穴

滑不下去了的感觉，这个地方就是风池穴。

刺激风池穴对头目五官病症都有很好的镇痛、醒脑、清利作用。风池穴治疗头痛如何操作呢？最好是用大拇指和中指对捏两侧的风池，然后用拿、揉和捏的方法来刺激它；或者将双手交叉放在头顶偏后枕部，大拇指分别按揉两侧风池；也可以用手指端敲打风池，将拇指外的四个手指头并拢、弯曲成爪形，然后四指同时叩打风池，一般每次按揉、叩击 100 下左右，每日 2 次。或者用无菌皮肤针对着风池穴敲打，每侧 100 下左右。

别忘了还有印堂穴和太阳穴

治疗头痛除了上面说的两个主要穴位，还可以用印堂和太阳这两个穴位作辅助治疗。

印堂穴在两眉头连线的中点，电影里常看到印度的妇女在额头上点红色吉祥痣，就是在印堂这个地方。旧时相面的人也称额部两眉之间为"印堂"，根据印堂的气色判断人的富贵祸福。

印堂不但可以治疗头痛，而且按捏印堂对我们的眼睛、鼻子的保健也有好处。自己就可以用大拇指或中指点压、按揉印堂。按揉印堂后，我们通常会感到头目清利、鼻子通畅。

太阳穴是大家都比较熟悉的，在我们的眉梢和外眼角连线中点向后约 1 寸的凹陷中，顺着眉梢往外下方摸，会感觉有到一个窝，就是太阳穴。

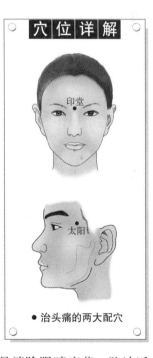

穴位详解

印堂

太阳

● 治头痛的两大配穴

太阳穴最适合用来治疗血管神经性头痛，也就是偏头痛。此外，对我们的眼睛有很好的保健效果，是消除眼睛疲劳、防治近视和其他多种眼病的要穴。

刺激太阳穴，最好用中指指腹点压、旋揉，可以不分方向旋揉，会有一种酸胀的感觉。对于侧头部跳痛、满脸通红、眼睛发红的头痛病人，我们还可以用消过毒的皮肤针敲打太阳穴。头痛轻的时候敲得皮肤发红即可，对重的病人可以敲出血来。有些人担心把皮肤敲出血来，以后会留下色素沉着或者瘢痕，这点大家可以放心，用皮肤针将皮肤敲出血不会使皮肤留疤。

来自《千金方》的"阿是穴"

对于在头部有明显压痛点的头痛，我们还应该把压痛点作为最好的治疗部位。压痛点在针灸学中又称为"阿是穴""天应穴""不定穴""反应点"，按揉"阿是"压痛点，是古代医生"以痛治痛"的经验之谈，能疏通局部经络气血、化瘀止痛。那为什么压痛点又称为"阿是穴"呢？说起来这还同南京的方言有一定的关系呢。

"阿是穴"的提法首先见于唐代医书《千金方》，说"阿是"系"吴语方言"，即江苏地方话"是"的意思。医生在为病人查找疼痛部位时，常常会问："是不是（这里痛）呀？"如果按压位置对了，病人就会回答："阿是！"江浙一带的人讲话，往往习惯在句首加一个"阿"字，如阿爸、阿妈、阿婆、阿哥、阿姐、阿妹……就像上海人说"我"为"阿拉"一样。所以，南京人至今还一直流行着"阿是的呀"（"是不是呀"之义）这个方言。

治小儿头痛特色手法

在神话传说中，有不少"天门大开、天降神物"的故事。中医手法治疗中也有一个"开天门"，对小儿高热时头痛的应急处理有特殊疗效。实际运用中常常配合另一个手法"推坎宫"，效果更好。

我的一个女学生，远嫁法国，她的法籍丈夫和前妻有个儿子，跟她一起生活。她听说我在写这本书，主动要求以小男孩为模特为读者示范如何"开天门"和"推坎宫"，因为她平时经常用小儿推拿手法为孩子治疗头痛脑热的小毛病，收效快捷，令丈夫连连称奇。

简单的应急穴位疗法走出国门、

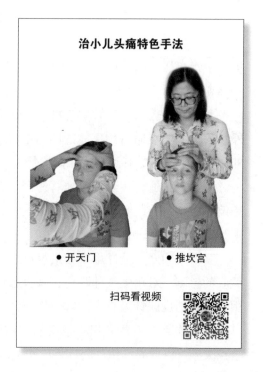

治小儿头痛特色手法

● 开天门　　● 推坎宫

扫码看视频

降伏老外，实在令人欣慰。

1. 开天门：医者双手拇指按压在患儿两眉间中点的印堂穴处，其余四指固定在侧头部位。两拇指用力，快速交替从印堂穴向上推至前发际处，反复30~50次。

2. 推坎宫：医者面对患儿或者在患儿背后，双手拇指按压在患儿两眉间中点的印堂穴处，其余四指固定在侧头部位。两拇指用力，快速同步从印堂穴向外侧推至太阳穴处，反复30~50次。

治头痛的注意事项

治疗头痛要注意：有的头痛也可以用艾灸来治疗，但是并不是所有人都适合。比如肝阳上亢型高血压病人的头顶痛，就不适合用艾灸的方法来治疗，因为人体本身的火热之邪已经很旺了，如果再用艾灸来治疗，无异于"火上浇油"。而改用皮肤针叩刺出血就是很好的选择，相得益彰。所以我们一定要注意，实热证就不要用艾条来灸了，比如头痛暴烈、声高气粗、满脸通红、眼睛也红、脉搏洪大而数的人，就不适合用艾灸治疗。

要注意的第二点是，使用皮肤针之前一定要先消毒，以免导致皮肤感染。而且在用皮肤针敲打穴位时，千万不能斜着敲，也不要在皮肤表面来回拉或者拖，最好是对皮肤进行垂直敲打。

五、"左眼跳财右眼跳灾"不可信

38岁的邓女士由于天热，白天吹空调工作，夜间吹空调睡觉，几天后发现左侧眼皮及周围跳动。本以为慢慢就会好了的，再说不还有"左眼跳财"的说法么，就没去管它。谁知眼皮跳动却逐日加重，1周后只能来医院诊治。

问诊中可以看到左侧眼皮间歇性跳动，波及前额眉毛、外眼角、下眼皮及颧骨以上区域。取左侧面部阳白、攒竹透丝竹空、太阳穴、四白、颧髎，右侧合谷、双侧后溪和太冲。用细而短小的美容针中弱刺激为主，动留针30分钟。针刺2次后面肌痉挛次数减少、强度减小，6次痊愈。

不会针刺的人可以不停地掐按上述穴位，也会有效果。

眼睑痉挛无关祸福

民间有一种说法：左眼跳财，右眼跳灾。所以，迷信的人出现右眼皮跳时多半会及时上医院求医问药，试图把灾乱扼杀在萌芽时期；而左眼皮出现跳动时，往往就不会到医院找医生诊治——万一真的有什么喜事降临，治疗反而会把要中的大奖冲走了！其实呢，眼皮跳动，不论左右，都跟什么福、祸无关，而是一种医学上称之为"眼睑眴动（痉挛）"的病症，俗称"眼皮跳动"，是一种比较轻微的面肌痉挛。

眼睑痉挛以阵发性、不规则的一侧眼皮不自主抽搐为特点，而面肌痉挛是以阵发性、不规则的一侧面部肌肉不自主抽搐为特点，都属于中医学的"面风""筋惕肉眴"等范畴。病因以神经炎症、神经血管压迫等神经损伤为主，但确切的机制尚不清楚。诱发本病的因素有精神紧张、疲劳、面部随意运动、用眼过度等。

舒筋通络、熄风止搐

中医针灸治疗法则是：舒筋通络、熄风止搐，取穴以眼周围和面颊局部穴位为主。比如攒竹（眉头）、丝竹空（眉尾）、鱼腰、阳白、太阳穴、颧髎（颧骨最高点下方凹陷中）、翳风（耳垂后凹陷中）、后溪（握拳，小拇指侧指掌关节横头端）、手背虎口略靠第2掌骨中点的合谷穴、太冲穴等。

位于眼区和面部的穴位，都能够疏调眼区和面部经筋、脉络之气；合谷穴从手走头面，"面口合谷收"（面部和五官的病变都可以用合谷穴来"收拾"它

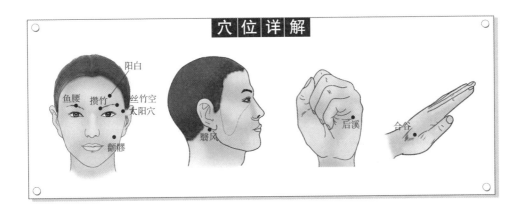

穴位详解

们）；太冲穴属于肝的经脉，肝经从脚背上走面颊，眼睛又是肝的器官。合谷同太冲两穴相配称为"四关"，与其他诸穴合用加强熄风止搐的作用。

会针刺技术者，可以先针刺安全度很高的合谷、后溪、太冲三穴，后浅刺翳风及面部穴。不会针刺技术者，可以改用皮肤针在面部轻轻叩刺，或者直接用手指在眼区和面部穴上不停地轻轻点揉、掐按。

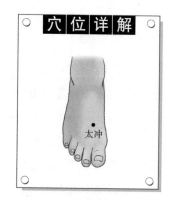

真 验 案

42岁的郑某原来是武汉武警，退伍后移居香港特区做生意。1981年因患耳疾在武汉某医院针灸治疗，针刺耳后翳风穴过深，导致右侧面肌痉挛。起初每分钟发作十余次，后来随着时间的推移病情日渐加重，每分钟多达20～30次。尤其是在同别人谈生意时更为严重，几乎没有间歇，就连睡觉也不停止发作。1985年，他回武汉妈妈家休假时经朋友介绍来我处求治。

先用一般偏粗毫针常规穴针刺法，不能收效。后来采用25～50毫克冬眠灵（氯丙嗪）轮流穴注阳白、四白、下关、颧髎、颊车、地仓以及阿是穴（痉挛点）等穴，每次2～3穴，每穴酌情注入（冬眠灵）0.1～0.2毫升，注射后即在针灸科休息30～60分钟（防止冬眠灵药性产生催眠作用），同时用热毛巾温敷注射局部，隔日1次。经治6次之后，病情已见明显好转，平时和睡觉的时候面部抽搐减轻、间歇时间延长；治疗12次后，平时和睡觉时面部抽搐已经完全消失了，仅在与人谈生意激烈时还会出现比较轻微的面部抽动，但其程度和持续时间都明显减轻和缩短。

【友情提醒】

1. 针灸治疗面肌痉挛一般可缓解症状，减少发作次数和程度。但对于病程较长而症状较重者疗效差，可作为辅助治疗。

2. 病人应保持心情舒畅，防止精神紧张及急躁。

一点就通2：家庭救急的指尖备急方

六、
穴疗正宗
「咳」马上缓

　　2006 年上半年，一位业余学习针灸的中年妇女带来一个 5 岁左右的日本小华侨，是她亲戚的孩子。患儿咳嗽已经有 2 个多月，在日本请西医治疗，吃药、打针、输液，也找过日本的针灸医生治疗，都不见什么效果。这次母亲因事回国就将孩子带回来，想请中国针灸医生治治看。

　　我在孩子的大椎、身柱、肺俞穴各艾灸了 5 分钟，再拔上了 3 个玻璃火罐，每穴 10 分钟。结果怎么样呢？这个小孩在日本 2 个多月没治好的顽固性咳嗽，第 1 次治疗后病情就好转一大半，第 2 次治疗后就基本上不咳了。孩子他妈妈高兴地说：看起来，论针灸，还是中国正宗啊！

咳嗽是呼吸系统疾患最常见、最主要出现的症状之一，"咳"指肺气上逆、有声音而没有痰；"嗽"是有痰涎而没有声音。临床上一般多是声痰互见，故并称"咳嗽"。

根据发病原因，咳嗽可分为外感咳嗽和内伤咳嗽两大类。外感咳嗽多因感受外邪，如外感风寒或风热、燥火等外邪，多为实证，如果治疗不及时或方法不得当，也可转为慢性咳嗽。

内伤咳嗽多缘于相关脏腑功能失调，或因外感咳嗽迁延日久，伤及肺、脾、肾三脏功能。《黄帝内经》中说："五脏六腑皆令人咳，非独肺也。"

咳嗽若迁延不愈，或年老体弱，肺气大伤，则可并发喘息，遂成"咳喘"。常见于西医学的上呼吸道感染，急、慢性支气管炎，支气管扩张等。

两个最基本的治咳主穴

治疗咳嗽有两个最基本的主穴，就是上背部的身柱穴以及身柱左右各旁开1.5寸的肺俞穴。身柱穴在背部第3胸椎下凹陷中，这个地方正好与两侧肩胛冈（肩胛骨上面的一个从肩峰端向内下方延伸的横骨）靠脊柱缘的水平线相平齐。

外感咳嗽再加大椎穴和风门穴。

大椎在肩背正中第7颈椎（也就是尽量低头、肩背之间正中的那个最高的骨头）下凹陷中；风门在背部第2胸椎（即身柱穴上一个椎体）下旁开1.5寸。

上述穴位，身柱、肺俞有补益肺气、止咳平喘、温化痰湿的作用；大椎温通阳气；风门疏风止咳。

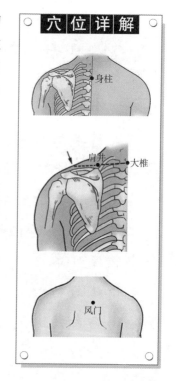

穴位详解

身柱

肩胛 · 大椎

风门

内外虚实治法不同

操作上，虚寒咳嗽适宜艾灸和拔罐，补法（指压、按摩力轻）；实热咳嗽宜针刺、刮痧、泻法（重刮、刺血）。外感咳嗽者每日治疗1~2次。

风寒咳嗽者，身柱、肺俞、风门三穴用灸法和拔火罐各3~5分钟；可配合服用中成药半夏止咳露、橘红痰咳液。风热咳嗽者，四个穴全部用指压、按摩、皮肤针叩刺，可配合服用蛇胆川贝液。

内伤咳嗽大部分属于肺脾两虚证，基本上都适合用灸法加拔火罐，极少数咳黄痰的就不灸或少灸，改用指压和皮肤针叩刺法。内伤咳嗽者每日或隔日治疗1次。

身柱穴推罐法：按拔火罐的操作常规，拔好罐后留罐10分钟左右即可，这叫"坐罐"法；如果手头只有1个火罐，可用"推罐"法：先在拔罐部位皮肤和罐口涂抹少许润滑油，将罐拔在身柱穴上，然后手握罐底，水平向上下顺着脊柱推向大椎穴，然后向左右推向肺俞穴，反复进行，至局部发红为止。

真 验 案

一次针灸大减十余年顽咳

58岁的曹女士是湖北省中医院针灸科住院部一病人的家属，有慢性支气管炎病史10余年，每遇天冷即频作咳喘。白天咳嗽较轻，尚能忍受，夜间阵咳加剧，无法入眠。咳喘发作时，喉中痰鸣，咳痰浓稠量多。先后服用大量中西药物，证情未减，病人要求针灸治疗。

先针天突穴，强刺泻法不留针，后取双侧肺俞、定喘穴，轻刺补法，留针30分钟。针治1次后，当夜咳喘大减。续治3次，咳喘即平。

小儿咳嗽的原因和特色手法

中医儿科学是古代医家给我们留下的很宝贵的文化遗产，先辈们在观察小儿的生理情况中发现了这样的两个现象：小儿在生长发育过程中，许多脏腑、组织的功能还不够健全，中医学称之为"脏腑娇嫩，形气未充"，其中特别以肺、脾胃的功能相对稚嫩为主。所以有"小儿肺弱""肺为娇脏""小儿脾常不足"的说法。也正因为婴幼儿的肺和脾胃对外界的适应能力差，婴幼儿才常常容易患呼吸道和胃肠道的疾患，如伤风、感冒、发热、咳嗽、哮喘、消化不良、吐奶、闹肚子或便秘等。

我国古代医家根据小儿的这一生理特点，在针灸临床实践中，摸索和总结出了许多小儿防病保健的宝贵经验。家长掌握了这些生理特点，今后就可有针对性地呵护自己的孩子，幼儿园老师、中小学老师也可以从这些方面来关爱少年儿童。

小儿咳嗽的推拿特色手法：急性期清肺经，慢性期或缓解期补肺经、补肾经。

清肺经：施术者用拇指指腹自患儿无名指指根推向指端 100 次左右。

补肺经：施术者用拇指指腹旋揉患儿无名指螺纹面 100 次左右。

补肾经：施术者用拇指指腹自患儿小指掌面指端尺侧推至指根约 100 次。

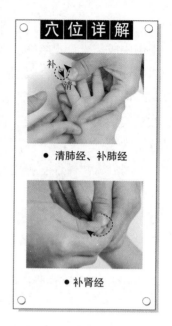

● 清肺经、补肺经

● 补肾经

更多简易穴位疗法

1. **列缺穴掐按、点压、针灸或埋（揿）针法**：将手腕大拇指一侧向小指一侧屈曲，在离腕横纹上约 1.5 寸处找到桡骨茎突最高点的小沟，这就是列缺穴所在。

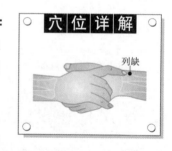

施术者用拇指指甲顺着小沟上下掐按、点压、滑动五六十下，或者利用小小的无菌揿针从消毒的穴处将微针刺进"埋"入（针尾露在皮肤外面），并用创可贴覆盖 1、2 天。

嘱咐病人在埋针期间时不时用手按揉埋针处，以保持局部的酸麻胀针感，并保持局部干燥不沾水。

2. **皮肤针叩刺**：取项后、背部第 1 胸椎至第 2 腰椎两侧足太阳膀胱经、颈前喉结两侧足阳明胃经。外感咳嗽者叩至皮肤隐隐出血，每日 1～2 次；内伤咳嗽者叩至皮肤潮红，每日或隔日 1 次。

七、针刺平喘效比药快

邓丽君和柯受良，是中国演艺界的两位明星。可惜的是，他们都突然死于哮喘急性发作。

哮喘是世界公认的医学难题，被世界卫生组织列为疾病中四大顽症之一。哮喘发病率非常高，而且会反复发作，严重威胁着人们的身体健康和生命安全。哮喘的症状有咳嗽、喘息、喉中痰鸣、呼吸困难（呼气长、吸气短）、胸闷、张口抬肩、不能平卧、面色及口唇青紫等。

哮喘发作，难治又危险

实际上，哮喘说的是两种不同的表现，哮是指人在呼吸过程中气流通过狭窄气道而出现的声音和痰鸣音；喘是指急促地呼吸。我们爬山或者上楼梯的时候会累到大口喘气，就是说我们感到气有点不够用，要大口喘息，但是喉咙中没有尖利的气流声和痰鸣音。哮和喘两者经常密切地结合在一起，所以临床上常常合称为"哮喘"。

哮喘大多是因为感受了寒邪引起的，90%的哮喘病人冬天发作，就是因为冬天人们容易受凉。当然，还有很多人是长期抽烟、喝酒导致的。也有一些人是由于过敏引起的哮喘，特别是春天万物复苏、春暖花开，这些人就容易因对花粉过敏而犯病。

哮喘是比较难治愈的，而且有时候很危险，尤其是在哮喘发作期的时候，

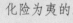

真 验 案

"奶奶出不了气了！"

1979年，我刚过而立之年，要到北非阿尔及利亚去援外医疗。那年我妈妈已经年过古稀了，她一直有高血压、心脏病，还有严重的哮喘，而且经常发作。当时妈妈在电话里对我说，这次出国一去就是两年，不知回国后还能不能见到她，所以让我出国前一定要回老家一趟。于是我赶快回家了。回去的当天，妈妈非常高兴，在厨房里忙着做好吃的，我同大哥在房间里谈话。那时老家的小县城还没有煤，更没有煤气，都是用柴火来烧饭的。柴火一点燃，难免烟熏火燎的，加上炒菜锅里的油烟刺激，老母亲的哮喘突然就发作了。当时正帮奶奶烧火的小侄女慌慌张张地跑过来对我说："奶奶突然发哮喘了，出不了气了！"

我赶过去一看，妈妈在张口抬肩地艰难呼吸，口唇青紫，说憋气、胸闷得很。我看当时情况危急，也不知道自己能不能救得过来，就让大哥赶快到医院去找医生。自己就拿出针灸针来，快速地给妈妈针刺天突、定喘、孔最和内关这几个穴位，5分钟左右，妈妈的哮喘就平息了。当时我大学毕业也仅仅十年的时间，治病经验也不多，但是从为母亲急救治疗哮喘的实例中我深深体会到，小小穴位用得好，的确是能够让危重病人转危为安、化险为夷的。

往往会对人的生命构成威胁。所以我们要注意平时就对哮喘进行相应的治疗，减少哮喘发作次数。而穴位治疗的方法既安全省事，又简单易学，所以我们不妨平时在家多做穴位的保健按摩。

有人可能会有疑问，穴位真的能治疗哮喘吗？哮喘发作时，用穴位治疗能快速缓解症状吗？我们可千万不要小看了穴位保健，如果穴位治疗把握得好，又能运用及时的话，往往可以使哮喘病人起死回生，转危为安。

终止发作的特效穴——孔最穴

治疗急性哮喘发作有一个重要的穴位叫孔最穴。因为哮喘是一个具有急性发作特点的疾病，而孔最穴是肺经上专门治疗呼吸道急性发作性病症的一个要穴，所以说哮喘急性发作的时候，我们一定要先取用这个穴位。

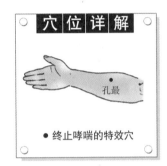

穴位详解

孔最

● 终止哮喘的特效穴

那么，孔最穴在哪里呢？它就在我们的前臂掌面，腕横纹上7寸处。针灸学规定腕横纹到肘关节是12寸，所以我们先找到腕横纹至肘关节连线的中点（腕横纹上6寸），然后再用我们的大拇指往上量出1横指的距离就是孔最穴了。

孔最穴既然是专门用来治疗哮喘急性发作的一个穴位，那么，我们最好用指压法和皮肤针叩刺法来刺激它。按压一定要有力度，要让病人有较强的酸胀甚至疼痛的感觉。我们老百姓不会扎针，但是可以用消毒后的皮肤针垂直敲打孔最穴，风热型的哮喘可以敲出血来，风寒型就不要敲出血来了。敲的次数要根据病人的情况而定，少则100～200下，多则300～500下。

缓解哮喘的常用穴1——天突穴

下面就给大家介绍两个能够缓解哮喘的常用穴——天突穴。天突就在我们的脖子下面、两侧锁骨的中间、胸骨上方的凹陷处，正好位于咽喉的部位。

我们知道哮喘病人会感觉咽喉部位呼吸不畅，并有喉中痰鸣，痰涎闭阻呼吸道，则导致呼吸困难。刺激天突穴能够使气管的管腔加大，改善呼吸道的通气状态。

天突穴的操作手法和其他穴位不大一样，由于天突穴的部位特殊，不方便用灸法和皮肤针叩刺，一般就是用手来按摩刺激。因为穴位后面有气管，所以我们用手指按压天突穴时不能垂直地去压它，否则病人会感觉憋气、喘不过气来，并出现呛咳反应。那我们应该怎么按压天突穴呢？我的经验就是把大拇指或中指弯曲，放在天突穴上，从上朝下往胸骨柄内下方"抠"，一边抠一边用力适中地旋揉。

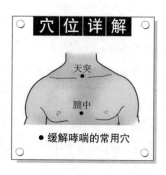
● 缓解哮喘的常用穴

缓解哮喘的常用穴 2——膻中穴

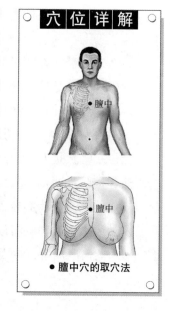
● 膻中穴的取穴法

临床常用的治疗哮喘的穴位除了天突穴，还有膻中穴。膻中穴就在我们的胸骨上，男性的这个穴位比较好找，两个乳头连线的中点即是。女性因为特殊的生理原因，特别是生了孩子以后，乳房可能有些下垂，所以女性要找膻中穴的话，就要在找到两乳头连线中点后，根据乳房的大小以及下垂的程度向上移 1～2 寸。

膻中穴正好在我们的两肺之间，《针灸学》认为"气之会"穴，也就是说膻中穴可以调节人体全身的气机，刺激膻中穴能够使郁结的气机散开，起到宽胸理气的作用，所以它对缓解治疗哮喘病是很有效的。

大家都知道，猩猩在直立的时候往往喜欢用双拳捶打胸部，动物学家们考证说这是它们感觉胸部不舒适的时候的习惯动作，捶打能使胸部气机畅通。我们人类的胸骨后面存在有胸腺，胸腺属于淋巴系统，也就是我们的免疫防卫系统。大家平时没有事的时候都可以用大拇指按揉膻中穴，也可以用拇指以外的四个指头叩击或握拳捶打膻中穴，力度要稍大一点。为什么要强调力度大一点呢？因为膻中穴位于胸骨上面，如果力度不大的话，刺激就很难透达胸部的脏腑组织，就达不到治病保健的效果。

除了用按揉法、叩击法之外，我们还可以用搓擦法来刺激膻中穴，把手伸展开，从上往下用力搓擦膻中穴。因为肺气不降反而上逆才会发生咳喘，所以要求往下搓，搓到感觉发热就可以了，导引肺气向下运行，从而缓解咳喘的症状。

因为哮喘绝大部分都是属于风寒型的，所以说我们一定要搓到发热才能生效。从这个意义上说，膻中穴治哮喘也非常适合用灸法和拔火罐的刺激方法。

其他常用穴——定喘穴和肺俞穴

定喘穴，顾名思义就是一个专门治疗哮喘的穴位。定喘穴在肩背正中第 7 颈椎下的大椎穴旁开 0.5 寸的地方。我们低头时，后项部有个最高的突起，这是第 7 颈椎，第 7 颈椎下的凹陷就是大椎穴，大椎穴左右两边旁开 0.5 寸的地方就是定喘穴了。

定喘穴具有宣通肺气、止咳平喘的作用，是临床上用来治疗哮喘病的常用新穴。因为哮喘有时会急性发作，病情较紧急，用艾灸疗法的话力量比较弱，所以最好用双手同时用力连续、快速按揉 100 ~ 200 下。也可以把皮肤针消毒后，在定喘穴上连续敲打 100 ~ 200 下。

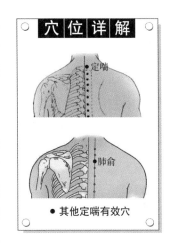

穴位详解
·定喘
·肺俞
● 其他定喘有效穴

哮喘同肺的关系最为密切，所以我们治疗时就有的放矢，直接选用肺的背部腧穴——肺俞穴来宣通肺气、止咳平喘。

肺俞穴在后背第 3 胸椎下旁开 1.5 寸的位置。取穴时从第 7 颈椎下得大椎穴，往下推，推到第 3 个突起就是第 3 胸椎，第 3 胸椎下左右旁开约两指宽处即是肺俞穴。

刺激肺俞穴的操作方法有很多种，可以用按揉法，也可以用艾灸法、拔罐法和皮肤针叩刺法。背部的腧穴一般都有偏补的功效，所以刺激背俞穴对我们人体有很大的补益作用。

因此，对于那些体弱，肺气不足、肾虚不能纳气的老年慢性支气管哮喘的病人来说，在肺俞穴上艾灸、拔罐是最为适合的。

点穴法的延伸——穴位敷贴

防治哮喘还有一种"穴位药物敷贴"法，是根据中医学"冬病夏治"或"治未病"的原理确立的一种治疗法则。一般在三伏天实施，故又称"伏灸"。具体时间为每年的头伏、二伏、三伏的第1天，当然也可在初伏至末伏期间选择任意时间贴敷。每次贴敷间隔7～10天。1年共实施3次为1个小疗程，连续实施3年为1个大疗程。

穴位药物敷贴宜选用一些能祛风散寒、温通经络，对皮肤有一定刺激作用的中草药，诸如麻黄、细辛、丁香、肉桂、甘遂、百部、南星、白芥子等各5～10克，研为细末（可另加人工麝香、冰片极少许，预防过敏）拌匀，再用醋或蜂蜜、生姜汁调成糊状，置于瓶中分次使用。

有的朋友可能就要问了：穴位药物贴敷应该如何操作呢？其实很简单的，我们取1块2厘米见方的圆形胶贴，在胶贴的中心放入黄豆大小的药膏（切勿将药物糊上圆心四周，否则粘贴不牢固，同时也还会影响到穴位以外的皮肤）。然后将胶贴敷贴于膻中穴、关元穴、气海穴、大椎穴、定喘穴、肺俞穴、脾俞穴、肾俞穴等穴位上，外用消毒纱布敷盖。

每次贴敷时间的长短，应因药、因人而异，这与刺激性药物对皮肤的刺激性和病人皮肤对药物的敏感程度有关。总体来说，应该以病人局部皮肤产生灼痛时为度，参考时间为4～8小时。有些皮肤粗糙、对药物不敏感的人，也可以延长贴敷时间至12小时，甚至更长的时间。有些病人由于皮薄肤嫩，耐受性差，时间应适当缩减。1岁以下婴幼儿贴半小时左右，1岁以上儿童贴1～2小时。若敷贴局部皮肤瘙痒、灼热难受，则应及时撤除胶布及药物纱布。总之，必须区别对待，灵活掌握。

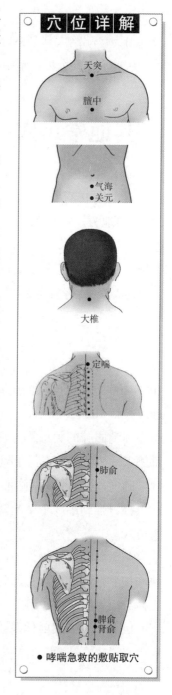

穴位详解

天突

膻中

气海
关元

大椎

定喘

肺俞

脾俞
肾俞

● 哮喘急救的敷贴取穴

八、点穴于顷刻 心慌自然安

　　北京中推协会培训中心于2016年4月在长春办培训班，课后，哈尔滨学员邵继宝微信分享说：一位心律不齐伴胃胀的男性病人，平时经常感觉心口堵得难受，上不来气。开车的时候手握方向盘就爱发料，难以自控。先用新浮刺针具在背部心俞穴斜刺一针，摇针10分钟，病人打了一个大嗝，放了两个屁，当时就好了一大半；接着又针了膻中穴和内关穴，诸症消失。

心律不齐，临床以胸闷、心慌、神情紧张、惊恐不安为特征。见于各种心脏病贫血、甲状腺功能亢进等，属于中医学"惊悸""怔忡"的范畴。

中医学认为：本病病位虽然在心，但与肺、脾、肝、肾诸脏腑密切相关。多伴随有头昏、眩晕甚至喘促不安、颤抖乏力、汗出肢冷、晕厥。常因极度体虚、疲乏，或情志刺激而诱发。

真 验 案

夜半列车"心动惊魂"

2017年3月5日晚上11点多钟，一列疾速飞驰的火车上，车厢的广播里突然响起列车广播员急促的声音："旅客朋友们，现在7号车厢有一位旅客突发心脏病，情况十分紧急。请问列车上有没有医生，我们急需您的帮助……"那天义乌市中医院医师朱宇丹正好从武当山学习结束，乘坐这趟火车返回义乌。广播惊醒了还没有熟睡的她，当时听到广播里的急救讯息，她立即从铺位上爬了下来，赶到了7号车厢。

在列车员的指引下，朱宇丹见到了满眼血丝、面色苍白的戴女士。现年53岁的戴女士一直从事皮革贸易，3月5日，为了前往海宁进货，乘坐了K352火车。半夜时分，她突感心脏不适，胸闷、心慌、脸色苍白。

朱宇丹是一名针灸医生，当时没有携带针具。看到"赤手空拳"的医生，戴女士心中仍是不安。朱医生也看出了戴女士的担忧，就简单地了解了一下病情，判断她为心动过速急性发作。朱医生运用多年的临床经验和急救知识，一边为戴女士点穴，持续地做背部按摩，一边用温和的语气给戴女士普及中医急救知识。经过耐心的救治和陪护，半个小时后，戴女士不再焦虑和紧张，脸上也开始恢复气色，车厢里紧张的气氛也随之缓解。列车长说，本想安排戴女士就近下车接受治疗，幸亏朱医生的出现，让戴女士平稳地度过了危险期。

当朱医生提出回自己的铺位取穴位贴膏时，已经对医生产生信任和依赖的戴女士，面对这片刻的分离仍心有余悸，生怕自己的病情会再次突发。朱医生告诉她，通过自己的专业判断，她已度过危险期，又不断地劝慰她，给她信心。等朱医生再回到7号车厢，戴女士脸上已浮现笑意。凌晨时分，在给戴女士贴完穴位贴膏后，朱医生才放心离去。

一点就通2：家庭救急的指尖备急方

穴位治疗方法以刺激心前区和心的反应区穴位为主，用得及时，往往可以救危急于顷刻，化险情于片时。

想不到比异搏定更有效

第二天，戴女士感觉身体十分舒畅，她惊奇地说："我的毛病已经二十多年了，每次发病都要靠西药针剂抢救才能缓解的。这次虽然经历了危险的生死急救，但昨天却美美地睡了一觉。"戴女士说，她甚至还有过打了两针异搏定（盐酸维拉帕米）都没止住心脏病突发、差点用上电击疗法的经历。

戴女士感慨地说："这次多亏了朱医师出手相助，及时采取救治措施，使我能迅速化险为夷、转危为安。也感谢我们祖国的瑰宝——中医针灸疗法，真神奇！"一直对中医救治有所怀疑的戴女士，通过这次意外接受中医急救的经历，对中医也有了新的认识。

3月24日，义乌市中医医院办公室接到了戴女士从海宁的来电。她告诉办公室工作人员，自己几经辗转才联系到医院，并一再嘱托，希望通过医院转达她对朱医生的谢意，感谢白衣天使在危难时刻伸出救援之手。

认识常用的心反射区穴位

这位病人当时发作的是室上性心动过速，心率很快，面色苍白，她自己因为常发，已做了些常规处理。如按压眼球、刺激咽喉催吐，但仍未完全缓解。当时她非常恐惧，因为以往每次发作，最后都要打异搏定针才缓解。

当时朱医生为她做点穴刺激的主要是心经的神门穴（掌面腕横纹小指侧凹陷中），以引神归位；心包经的内关穴（掌面腕横纹中点上2寸），以养心安神；心经的少海穴（肘横纹小指侧纹头端）。然后按摩背部脊柱正中的身柱穴（第3胸椎棘突下）到至阳穴（第7胸椎棘突下），最后按摩了心的反应区心俞穴（第5胸椎棘突下旁开1.5寸）和厥阴俞穴（第4胸椎棘突下旁开1.5寸）约半小时。上述穴位都是心脏的反射区。

取心俞穴、厥阴俞穴时病人可采用坐位或俯卧姿势。要想找到第5胸椎，首先要找第7胸椎：摸到病人的肩胛下角，两侧肩胛下角的水平连线就通过第7

胸椎下，然后再往上推2个胸椎，就可以找到第5胸椎了。再向左右各量出两指就是1.5寸的位置，也就是心俞穴所在。

"厥阴"是什么意思呢？十二经脉中有一条经脉叫"手厥阴心包经"，所以"厥阴"也就是"心包"的意思，厥阴俞穴也就是心包的背俞穴（实际上也可以称

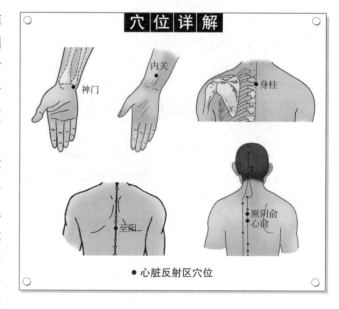

心脏反射区穴位

之为"心包俞"）。临床上主要用来治疗心脏以及心血管系统的各种病变。

内关穴等心反射区内的穴位同时具有改善心肌缺血的功能，而心肌缺血通常与心律失常共存，是后者的易发因素，改善了心肌供血，心律失常也就更容易控制了。

点穴抗心律失常为什么有速效

室上性心动过速是一种常见的心律失常，通常认为与心交感神经活动亢进有关，发作时经常可以通过按压眼球或颈动脉窦刺激迷走神经来缓解，但这位病人自己操作常规方法无效，需通过刺激体表上与心脏有经络联系的反射区或穴位才能缓解。这些穴位具有调节自主神经双向功能的作用，即原先亢进的抑制，原先抑制的则兴奋。故其虽然不像按压眼球那样直接兴奋迷走神经来对抗交感神经，但依然可以通过抑制交感神经来发挥其作用。而且因为不会有按压眼球过度的副作用或危险，针灸或点穴的优势也就更加突出了。

针灸对心动过速有及时的、较好的调整和治疗作用，对冲动起源失常的疗效优于冲动传导障碍者，以窦性心动过速疗效最好。

病人平时应注意饮食有节、起居有常，注意劳逸结合，保持心情愉快，避免情志内伤，减少发病。

九、止心绞痛的四「要穴」

南京市胸科医院原老院长患冠心病多年，时常有心绞痛发作。每次发作的时候都是急服硝酸甘油片，几秒钟就好转了。

但是有一次老院长在家又发心绞痛，口含硝酸甘油片十几分钟竟然不起作用，胸痛、胸闷如故。因为他们老两口都是医生，老伴是市中医院神经内科主任，家里也有心电图机，他夫人就给他测心电图。心电图不太正常，但也没大问题。老院长就感到纳闷了："以往吃了硝酸甘油片后很快就好转了，这一次怎么不灵了呢？"于是就对夫人说："你现在不是正在南京中医药大学跟王教授（笔者）业余学习针灸吗？老师有没有办法呢？"

经老院长提醒，他夫人马上在他的两个内关穴上同时施以按揉法。5分钟不到，老院长就欣喜地说："不痛了，不痛了，感到心胸开阔了。"再测一下心电图，也恢复正常了。

典型发作：捂着胸口倒下

在一些电影和电视剧中，我们经常会看到这样的镜头：一位老人由于过度激动或生气，突发心脏病，捂着胸口倒下了。此时马上口含救心丸，立即转危为安。这就是冠心病心绞痛发作的典型场景，并非仅在屏幕上出现。

心绞痛是冠心病的一个主要症状，多由冠状动脉缺血、缺氧造成，当病人劳累疲惫、精神高度紧张或激动、突受寒冷刺激或者吃得过饱后，心肌耗氧会增多，所以病人就容易出现心绞痛的症状。病情比较轻的病人会感觉左侧胸闷，或者是感觉呼吸不太通畅；病情较重的病人就会感觉压榨性的胸痛。

心绞痛发作的其他可能症状有恶心、气促、出汗、寒战、眩晕及昏厥。严重病人可能因为心力衰竭而死亡。所以冠心病病人平时就要注意对心脏的保健。

当冠心病病人出现心绞痛时，我们一定要做及时的急救处理，但是有些老年人可能会忘了随身带急救药，也可能吃了以前的药却没有立刻缓解心绞痛的症状。所以，如果我们懂得一些穴位保健的知识，那么就可以发挥作用了。

心绞痛急救的首选穴——膻中穴

治疗心绞痛的首选穴位就是膻中穴。膻中穴在我们的胸部，这个穴在男同志身上很好找，就在两个乳头连线的中点位置。女性因有乳房下垂的变化，可就要酌情在两乳头连线中点再往上移动一些了。

为什么膻中穴能缓解和治疗心绞痛呢？因为膻中穴位于两肺之间，接近心区，具有宽胸理气、活血通络、舒畅心胸等功能。针灸学认为"气会膻中"，也就是说，膻中穴可调节人体全身的气机，尤其是心、肺的气机，而心血要靠肺气来推动，所以刺激膻中穴可以缓解心肌痉挛，增加心脏的血液的供应，缓解胸闷和胸痛。

用膻中穴治疗心绞痛的时候，一般不用灸法，而用拇指用力按揉膻中穴就可以了。我们也可以用拇指以外的四指指端叩击或者双拳捶打膻中穴所在

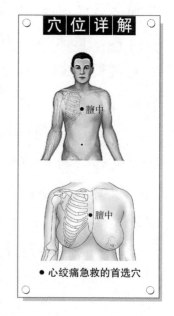

穴位详解

膻中

膻中

● 心绞痛急救的首选穴

区域。经常捶打膻中穴不但对心肺功能有好处，还可以刺激胸腺，提高我们的免疫防卫能力。也可以用皮肤针敲打膻中穴，反复地敲，每次敲200下左右。

心血管病第一要穴——内关穴

除了膻中穴，治疗心绞痛的第二个常用穴是内关穴。内关穴是心包经上的穴位，心包是在我们的心脏外面的，就像是心脏的侍卫一样的，能起到保护心脏的作用；当有外邪侵袭心脏时，心包就能"代心受邪"。打个比方，如果有人要刺杀"心"这个"君王"的时候，心包这个"侍卫"就会挺身而出，为"君王"挡子弹、挡刀子。

而且，我们在临床上发现，治疗心绞痛时，心包经上的穴位反而比心经上的穴位用得更多，效果也更好。我感觉心包经的作用可以总结为"三个代表"——生理上代心行事（完成工作任务），病理上代心受邪，治疗上代心用穴。

内关穴可以说是治疗心血管病的第一要穴。那么，内关穴在哪里呢？内关穴在掌面腕横纹中点直上2寸、两筋之间。取穴时，我们把手握紧，掌面腕横纹上方就会出现两条突起的肌腱（掌长肌腱与桡侧腕屈肌腱），内关穴就在这两筋之间；用自己的大拇指从腕横纹往上量出2横指宽即可定位。

我们可以用拇指顺着两筋之间上下反复按揉内关穴，会有酸痛的感觉，有时候病人会感觉酸痛顺着经脉一直传到胸部。

下面我给大家介绍一个非常生动的病例。

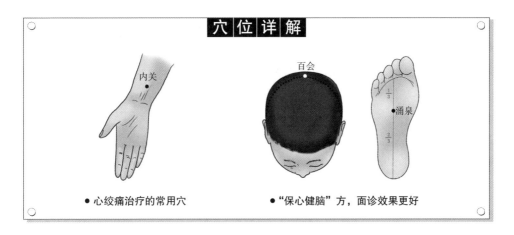

穴位详解

● 心绞痛治疗的常用穴 　　　● "保心健脑"方，面诊效果更好

"函授"穴位保健方

有一个印象深刻的病例。南京的电视观众魏姓老大姐，经常观看我主讲的保健节目。她71岁，患有高血压、心脏病、高血脂、脂肪肝多年，还经常头昏、头痛，心慌、胸闷，睡眠欠佳，浑身无力。磁共振检查提示：多发性腔隙性脑梗死。

她在给我的信中说："王教授，您好！由于我多病缠身，多年来一直服药维持。听了你的穴位保健讲座之后，对不吃药、少吃药也能祛病强身、延年益寿树立了信心，希望您能针对我的病情提出指导性意见。"

后来，她千方百计联系上我，打听清楚门诊时间后来到我的门诊。我给她制定了"以内关保心、百会健脑、涌泉促眠"为基本原则的三管齐下的穴位保健方案。如今，她已经坚持一年之久了，心、脑各方面的情况都保持得很好，上述诸症明显减轻，睡眠改善，精神倍增。

心绞痛急救怎可少了它——"郄"穴

腕横纹中点上5寸的地方有一个穴位叫"郄门"，也是心包经上的穴位，它是心包经上的急救穴，对于心绞痛就有很好的急救效果。

具体怎样找郄门穴呢？先用自己的四指量出掌面腕横纹上3寸的地方，而我们食指的上2个指节相当于2寸，所以从3寸的地方再量出2寸就是郄门穴了。

心经上也有一个急救穴——"阴郄"，就在掌面腕横纹小指侧凹陷中（神门穴）上0.5寸的地方，有宁心安神、清心除烦的功效，也是针灸临床治疗心绞痛的主穴之一。

上面提到的2个穴位都是针灸学中的"郄"穴，"郄"有空隙义，本是气血聚，病症反应点，临床能救急。心绞痛发作时，我们最好是2个穴同时刺激。郄门穴和阴郄穴的操作方法很相似，可以用手指掐，

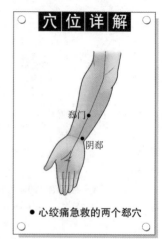

穴位详解

郄门
阴郄

● 心绞痛急救的两个郄穴

也可以用拇指顺着经脉的方向反复地压揉，每个穴位按揉100~200下；还可以用皮肤针快速重力叩刺。只要觉得胸痛胸闷缓解了，呼吸畅通了，就说明有疗效了。

别忘间歇期的保健——背俞穴

心绞痛的病人在间歇期的时候也同样要注意用穴位来保健，对心绞痛也可以起到预防发作、减少发作频率和症状的作用。最适合冠心病间歇期保健的穴位是背部的心俞穴和厥阴俞穴。

心俞穴是心的背俞穴，可以防治心血管系统疾病，长期按摩刺激，对于预防心绞痛有很大的好处。心俞穴位于第5胸椎下旁开1.5寸处。厥阴俞穴在背部第4胸椎下旁开1.5寸处，也就是心俞穴直上1个胸椎的位置。

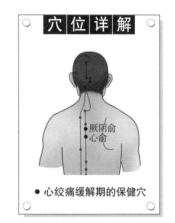

穴位详解

厥阴俞
心俞

● 心绞痛缓解期的保健穴

以上两个背俞穴可以在心绞痛缓解期时用，对于心脏有很好的保健作用。针灸学的穴位治疗有一个规律，就是大凡治疗慢性病，或者说用于疾病缓解期治疗的穴位大多是在腰背部，而治疗急性发作性疾病的穴位大多是在胸腹部。

心俞穴和厥阴俞穴这2个穴仅一椎之隔，操作时我们可以2个穴一起同时施术——指压、按摩、艾灸、拔罐、皮肤针叩刺等。间歇期的预防性治疗，刺激手法要相对轻巧一些，不宜用力过重。

　　72 岁的赵女士有高血压病史 20 余年，1990 年 10 月 2 日清晨上公共厕所时，遇见一患有"中风后遗症"的老邻居，一瘸一拐的。那几天她正有些头痛、头昏，顿时非常紧张。数分钟后即感左侧肢体麻木，酸软无力，瘫痪于地，伴口角歪斜。家人迅速将其送往江苏省中医院急诊室救治，经脑 CT 检查诊为轻度脑出血。10 月 4 日病情稳定后抬入针灸科病房。

　　首次针灸治疗，取合谷穴、太冲穴、足三里和阳陵泉，中强刺激，留针 30 分钟。治疗时，我胸有成竹地告诉老人家："类似你这种情况的病我治得多了，都是一针见效的。待会儿取针后，你也能立即下床走路的，而且不久就会恢复正常，放心好了。"

　　留针过程中，间歇行针 3 次，取针后下床，病人果然能在家属"象征性"的搀扶下行走数十米。住院 1 周后痊愈。

本节讨论的心病主要是癔症，以心神不宁、情绪不稳定或抑郁、易怒、善哭为主症，是一种心因性情志疾病。病人常有多种原因的情志所伤史。每多忧郁不畅，胸闷胁胀，善太息，不思饮食，失眠多梦，易怒善哭等。部分病人会伴发突然癔症性失明、失听、失语、肢体瘫痪（癔瘫）和意识障碍（假性昏迷）等。

中医学认为：癔症多由情志不舒、郁怒伤肝、思虑伤脾所致。

癔症心病取"心"穴

本病总由心神失调，可称之为"心病"。穴位治疗取心经的神门穴、心包经的大陵穴宁心安神；心包经的内关穴宽胸解郁；心之背俞穴心俞补益心气而安神；肝经的期门穴、太冲穴舒肝理气以解郁；手背虎口的合谷穴配太冲为"开四关"之法，有醒神开窍作用。

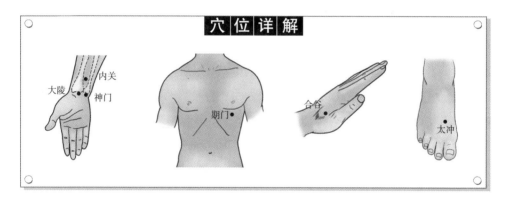

穴位详解

象征性的取穴法

对于伴发失明者，可以象征性地加用四白、阳白穴；对于伴发失听者，可以象征性地加用耳前三穴耳门、听宫、听会（耳屏前方5分，上、中、下三点，张口取穴）；对于伴发失语者，可以象征性地加用廉泉（下巴颏与喉结连线中点，取穴时，将大拇指掌面的横纹向上，按压在下巴颏上，拇指尖朝喉结方向按压点到处）、合谷穴；对于伴发肢体瘫痪（癔瘫）者，可以象征性地加用太冲、阳陵泉（膝关节外下方，腓骨小头前下方凹陷处）；对于伴发意识障碍（假性昏迷）者，可以象征性地加用人中、合谷、太冲穴。

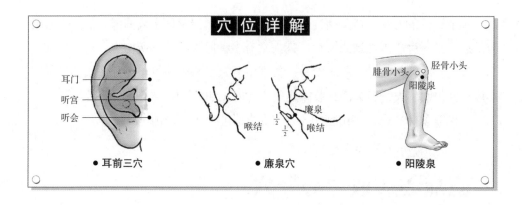

穴位详解

耳门
听宫
听会

●耳前三穴

喉结
½ ½
喉结
廉泉

●廉泉穴

腓骨小头
胫骨小头
阳陵泉

●阳陵泉

本病是一种心因性的情志病，治疗时应该把各种心理暗示放在第一位，恰如其分地解除病员的思想顾虑，树立战胜疾病的信心。

暗示疗法有妙用

暗示疗法就是通过积极、主动的暗示，利用心理作用的影响，治疗心理因素引起的心因性疾病。它属于心理疗法的范畴，也是一种治病艺术。暗示疗法的种类很多，本节开头的故事，就是一种暗示疗法。接下来我要说说另一个自己曾经治疗的有趣案例。

1976年，我国唐山发生了强烈地震，死伤者五六十万人。侥幸活下来的人中，许多人患了类似"闻声惊恐症"。我在武汉曾护理过来自灾区的姐弟二人，弟弟系股骨骨折，姐姐则闻声而惊（尤其怕听火车鸣叫）。在护理姐姐期间，我就嘱其弟背着姐姐故意学火车叫。起初，姐姐还因此殴打过弟弟。后来就让弟弟当着姐姐的面学火车叫，不过几天，姐姐的"病"就完全消除了。

癔症类似西医"神经官能症"的精神反应性疾病。这类病人通过各种检查，并没有什么实质性病变发现。但他们却主观感觉到自己的病很多，而且较重。医者可以在病人面前将各种检测仪器的准确性和一些常规药物的来源、作用神秘化、扩大化，将起到意想不到的作用。

家庭真验方

怀疑自己肺癌转移而腿痛

1977 年秋，收治了一位诉说下肢疼痛的女病人，她整天呼喊疼痛，有时甚至不能入眠。各种检查又没有发现任何阳性体征，针灸治疗效果也不佳。一次交谈中，她说，她乡下的胞弟因患髋关节肿瘤（肺癌转移）医治无效而死亡，她便怀疑自己也有类似的病。我当即意识到她的病是受其胞弟之死强烈暗示的结果。

于是，我告诉她说，医院从国外引进了一种最先进的检测仪器，什么病都能一次检查出来。带她去检查，结果一切正常，她的顾虑打消了一大半，腿也不那么"痛"了。又在她足三里穴上打了一支"注射用水"，佯称这种"药"是刚从德国进口的，是当今治疗腿疼的特效药。结果，病人满意极了，"腿痛"很快就消失了。

让"哑巴"开口说话

癔症性失语和瘫痪（本章开头案例），都是常见的神经官能症，多由七情致病，并非真正的语言中枢和运动中枢的病变。

对这种"哑巴"，不能不加分析就针刺哑门穴，既不对症，也不安全。我的经验是廉泉穴配合谷穴，既疏调咽喉经气，又具开窍宁神之功。同时寓暗示于治疗之中（针刺时不要把他当作不会说话的人，反而可以主动同他讲话），能立竿见影。

1975 年，我在长春吉林医科大学第四临床学院进修期间，4 月 28 日在门诊针灸科值班，一位五十多岁的老工人背进一位二十几岁的张姓年轻女子，诉说其女前一天在工厂上夜班，离家时还是好好的，回来时神情慌张，一进门就瘫软在地，一句话也说不出来。直到次日清晨，还是不能说话，也站不起来。

我接诊后发现该女的神志、发育均正常，其父说以往从未有过类似发作。我初步诊断为："癔症性瘫痪、失语"，当即为其针刺廉泉、合谷二穴，强刺激泻法，并有意问她感觉怎样？昨晚究竟出了什么事？对于这种病人，医者千万不要以为她真的不能说话了，一定要同她讲话，诱其回答。

果然，该女突然失声大哭起来，旋即开口讲话。原来她在下夜班回家途中，遇到一名小流氓跟踪，无理纠缠，受到惊吓后飞跑回家就发病了。

接着，我就为其针刺足三里、太冲、阳陵泉三穴，并告之（开始暗示）取针后就能走路了。留针30分钟后取针，病人下床便行走自如，自行回家了。

然而，一周之后，该女又一次被其父亲背来（这次只有下肢瘫痪，没有失语）。她说："前晚做梦，梦见那个小流氓又来纠缠不休，清早起床就不能动了。"我一边为其作针灸治疗，一边佯称那个流氓在"五·一"期间作案，已被公安拘捕了。她信以为真，十分高兴，从此再未发病。

真　验　案

气得突然不能说话

1986年5月，我还在武汉工作期间，在湖北中医学院附属医院针灸科接治一名女工程师。病人平素心胸狭窄，少言寡语。因在家中同儿子争吵生气，突然不能讲话，心情十分焦急，哭泣不休。先在湖北医学院附属二院以安定（地西泮）、脑乐静（中成药）等药物治疗，并针刺哑门穴，未收明显效果（只能发出"依""呀"之声），乃转院求治于我。

经强刺下巴下面的廉泉穴和手背虎口部位的合谷穴，动留针10分钟，并配合语言暗示。我告诉她，我治愈过许多这类病，经验很多，有绝对把握一次治愈（对这种病人，医者不妨故意"炫耀"自己的丰富经验，强调"一次治愈"）。她听后高兴得直点头。针刺时我故意自然地问她扎针有什么感觉？结果病人清楚地回答我的问题，针到口开，欣喜而去。

【友情提醒】

俗话说：解铃还须系铃人，心病还须心药医。这些病例的针灸治疗过程中，都把心理治疗放在首位。所不同的是，文首"瘫痪"病人在心理因素影响下，的确出现了脑出血的实质性病变，故在针灸结合心理治疗取得显著疗效的基础上，仍须继续针灸治疗，直至痊愈。而其余三例所作的针灸治疗，纯粹是一种暗示。凡暗示得来的病，必能用暗示来治愈，且针到病除，这就是许多癔症病人能一针见效的秘诀所在。

十一、有时不吃药胃痛也能好

　　俗话说："民以食为天。"胃是管吃东西的，无论是食无规律、暴饮暴食，还是偏食或过食肥甘，恣食生冷、辛辣、油炸之品，嗜烟酒等，都会不同程度地损伤胃腑。所以又有"病从口入"的说法。

吃撑的、气饱的、着凉的

引起胃痛的原因可谓多种多样，但是按照中医理论讲，大体可以把胃痛的病因总结为三类——饮食所伤、肝气犯胃和脾胃虚寒。

造成胃痛最直接、最主要的原因就是饮食不节（饮食没有节制、暴饮暴食，食物不干净、不卫生），而且发病急骤，胃痛剧烈。判断自己是否属于饮食所伤，就是想想自己近期是否有暴饮暴食的情况，比如说过食大量生冷或油腻的饭菜。症状是打嗝或嗳气都有食物发酵的酸臭味，偏急性胃炎的兼有恶心呕吐，偏急性肠炎的兼有腹泻。为什么呢？因为你吃了那么多东西，伤害了胃肠道，机体总要把它们排出去呀！这是人体的一种自我防护，不是从上吐出来，就是从下拉出去。只要有以上情况，很明显你就是属于饮食所伤引起的胃痛了。

除了饮食伤胃，情志因素也是引起胃痛的主要原因之一，特别是生气，很容易引起胃脘部胀痛。女同志最容易因为生气而胃痛，我们经常可以听到女同志讲这样的话："气都气饱了！"可见生气与胃的关系很密切。中医讲肝属木，脾胃属土，五行中木克土，所以肝气旺就会犯脾胃。判断自己是不是肝郁犯胃，只要想想自己是否跟同事、家人生过气？有没有夫妻之间闹别扭？总而言之，跟情绪有关的胃痛都是属于肝气犯胃型。肝气犯胃型胃痛还有两个显著的特点，一是胃痛的同时，还出现两侧肋骨胀痛的现象，女同志还会牵及乳房胀痛；二是喜欢叹长气，中医叫"喜叹息"，叹长气后一般会感到胃痛、胁肋胀痛有不同程度的减轻。

胃痛的第三类病因是脾胃虚寒，这类胃痛大多是因为体质素来虚弱，特别是脾胃功能虚弱，又喜欢吃凉的食物、喝冷饮；或者以往得了胃病后没有采取及时正确的治疗，迁延日久就变成了慢性脾胃病。久而久之，就转为脾胃虚寒证了。可见，脾胃虚寒型的胃痛一般病程都比较长，而且喜暖喜按，因为中医讲：虚则喜按、虚则喜暖。寒型的胃痛多隐隐作痛，不是很剧烈，如果用热水袋敷在胃的位置，会感觉胃痛有所缓解。具备以上条件的胃痛，我们就可以判断为脾胃虚寒型胃痛。

饮食所伤型和肝郁犯胃型都属于实证，脾胃虚寒型则是属于虚证。希望有胃痛的朋友，根据自己的情况判断一下自己是属于哪类胃痛，因为穴位保健也是要对号入座、有的放矢的。证型不同，即使用同一穴位，操作方法也是不同的。

一点就通2：家庭救急的指尖备急方

胃痛的首选穴位——中脘穴

中医称胃所在的位置为胃脘部，也就是上腹部中间略靠左一点的位置，治疗胃痛的首选穴位——中脘穴的"脘"字，也就是"胃"的意思，表明这个穴位就在胃的附近。

中脘穴如何找呢？我们的胸骨下面有个小的剑突，胸骨与剑突交界的地方叫"胸剑结合"，也就是相当于我们俗话说的"心口窝"的位置，胸剑结合与肚脐眼连线的中点就是中脘穴，也就是在肚脐眼上4寸的位置。

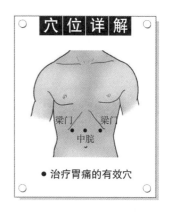

穴位详解

● 治疗胃痛的有效穴

刺激中脘穴能够疏通胃脘局部的经脉之气，中医讲"痛则不通"，那么，胃肠腑气通了，"通则不痛"，胃痛也就会得到缓解了。

中脘穴的两边各2寸还有一个"梁门"穴，针灸学规定：乳头的垂直线与前正中线的距离是4寸，那么，2寸正好就在中点。梁门穴能够辅助中脘穴通调腑气，对于治疗恶心、呕吐、胃胀、胃痛、胃溃疡等都很有疗效。

胃痛也有寒热之分

胃痛也有寒热之分，所以治疗时，要先分清胃痛的性质，然后选择合适的治疗方法。如果是因为喝了大量的冷饮，或者睡觉时吹电扇、没有盖肚子引起的胃痛，那我们最好是用艾条灸、艾灸盒灸或拔火罐法来治疗。点燃艾条以后，在中脘和梁门穴上来回施灸，一般每个穴位灸3分钟左右就可以了。如果灸一会儿病人就感觉很烫了，皮肤也发红了，那就要赶快把艾条拿开，等几秒钟再接着灸。因为中脘穴和梁门穴在同一水平线上，所以可以一个一个灸，也可以做循环灸。灸的范围要大一点，使整个胃脘部都有温热的感觉，不要灸起疱就可以了。艾灸盒可以同时覆盖中脘和梁门2个穴位；拔火罐可以采用推罐法。

如果说胃痛是实热性的，比如病人胃中有灼热嘈杂之感，同时还伴有口干舌燥、大便干、小便黄等症状，那就是属于热象，就不能用艾灸疗法，而应该用皮肤针敲打穴位。一般是先敲打正中间的中脘穴，再敲中脘穴两边的梁门穴，可以敲出点血。敲的速度要快一些，每个穴至少敲200下。

不管是虚寒性胃痛，还是实热性胃痛，都可以用自己的手来按揉中脘穴和梁门穴。可以用食指、中指、无名指来按揉穴位，也可以两手重合叠加在一起，用手掌来按揉穴位。因为中脘穴和梁门穴在同一个水平面上，所以也可以用手掌左右搓擦这两个穴位，每次搓2~3分钟就可以了。

不可不知的名句："肚腹三里留"

治疗胃痛还有一个最为常用的主穴，那就是外膝眼正中下3寸的"足三里"穴。

针灸医学上有一个口诀叫做"肚腹三里留"，这里的"肚腹"是指包括胃、脾、大肠、小肠、肝、胆、胰腺在内的整个消化系统的疾病；意思是说，所有消化系统的疾病都可以用足三里来治疗。"留"是什么意思呢？就是说在足三里这个穴位上的刺激时间要长一点。如果是扎针，留针时间要长些；如果是按摩，那操作的时间也要长一点。

足三里穴为什么能治疗胃痛，并被列为胃经的第一要穴呢？因为足三里穴本来就是属于胃经上的穴位，胃经的循行是从头走到脚的，而四肢肘、膝关节以下的穴位是治疗脏腑疾病效果最好的穴位。

其实，足三里穴不仅是胃经的第一要穴，也是我们全身的第一要穴，它不仅能治疗以脾胃为代表的一系列病症，也能强身健体、延年益寿。

由于它最常用也最管用，我在这里要教大家4种取准足三里穴的方法，以便临症使用。

1. **分寸法**：坐位或卧位，屈膝，外膝眼距足背横纹（即小腿与足背交界处）16寸，足三里在外膝眼正中直下3寸，胫骨前嵴外缘1横指（中指）宽的地方。我们可以用折量法定位取穴，把松紧带测穴尺找到16个格子的地方，上端放在外膝眼正中间，下端就放到足背横纹中点，从外膝眼正中向下数3寸、胫骨前嵴外缘1指宽的地方即是。

2. **四指横量法（古称"一夫法"）**：坐位或卧位，屈膝，将一手拇指以外的四指并拢，食指第2指节置于外膝眼正中，四指向下横量，小指下缘距胫骨前嵴外缘1横指（中指）处是穴。

3. **中指直量法**：坐位或卧位，屈膝，将一手掌心盖在膝关节髌骨上，四指向下伸直（食指紧靠在小腿胫骨前嵴外缘），中指尖所抵达处即是。

4. **骨性标志法（手推胫骨法）**：坐位或卧位，屈膝，以一手的大拇指顺着小

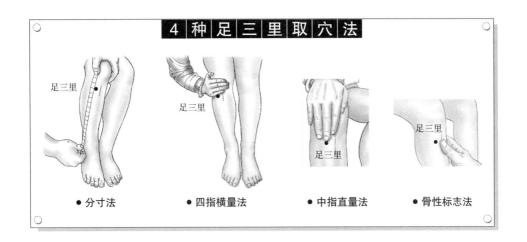

4 种足三里取穴法

- ● 分寸法
- ● 四指横量法
- ● 中指直量法
- ● 骨性标志法

延伸阅读

松紧带测穴尺

扫码看视频

　　我设计的松紧带测穴尺制作很简单：用一根弹性很好、长20厘米以上、宽约1厘米的新松紧带，上面按每1厘米划1个小格，总共划20个格子就可以了（因为我们人体的骨度分寸，最长的是19寸，有20个格子足够了）。这样，就可以根据某个穴位的实际分寸，利用松紧带测穴尺可长可短的伸缩性，比较准确地定出这个穴位的具体位置。

腿胫骨前嵴由下往上或由上往下推至胫骨粗隆下方，再向外侧旁开1横指处即是。

　　对足三里穴的刺激方式，可以用大拇指或者中指按揉，也可以用拳头捶打，当然还可以用皮肤针敲打，更可以用艾灸法。如果是素体比较虚弱的人，想通过足三里来强身健体、延年益寿，那么灸法是最好的保健强身法。如果是想通过足三里来治疗胃部疾病，脾胃虚寒者用灸法最好，肝气犯胃或饮食所伤引起的，最好还是选用指压、按摩或皮肤针叩刺为佳。

虚寒型胃痛要加这两个穴

　　以上讲的几个穴位，治疗饮食所伤型的胃痛就已经足够了。但是，如果是脾胃虚寒型的胃痛，除了应该取以上几个穴位之外，还应该用艾条灸脾俞和胃俞这两个背俞穴。脾胃虚寒型病人的胃痛，多半是受凉或是吃了冷的食物而诱发的，一般多见于老年人，或者患有慢性胃病的人。胃痛不是很剧烈，而是隐隐作痛，用手按或是用热东西捂一下胃脘部时，疼痛会有所缓解。所以脾胃虚寒型的胃痛，用艾条灸脾俞和胃俞效果会非常好。

脾俞穴在我们的背部，就在第11胸椎下旁开1.5寸的位置。直接找第11胸椎棘突下，不太好找，我们还是先找到第7胸椎，即两侧肩胛下角的水平连线与脊柱的交点是第7胸椎。我们从第7胸椎往下推，一直推到第11胸椎下的凹陷，再旁开1.5寸的位置。针灸学规定肩胛骨的内缘到我们胸椎的距离是3寸，我们取这段距离的一半就是1.5寸。这样我们就可以找到脾俞穴了。其实，我们也不必担心穴位是否精准，因为灸法对穴位的精确度要求不是

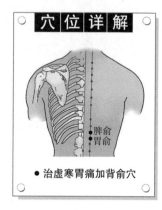

穴位详解

● 脾俞
● 胃俞

● 治虚寒胃痛加背俞穴

很高，我们艾灸时并不是只能灸那一个点，我们可以灸穴位所在的一片区域。

胃俞穴在第12胸椎棘突下，旁开1.5寸的位置。找到了脾俞，我们就很容易找到胃俞穴了，胃俞穴就在脾俞穴往下一个脊椎的地方。

我们可以用艾条分别灸脾俞穴、胃俞穴，每个穴位灸3~5分钟；更可以使用艾灸盒一起温灸。中医有个治则叫"寒则热之，虚则补之"，所以脾俞穴和胃俞穴除了可以用艾条灸，拔火罐也能收到同样的效果。还可以先把手掌搓热了，然后轻轻地用手掌给病人按摩，或者用热水袋敷到穴位所在的位置。只要让病人感到温热，就能达到治疗效果。

肝气犯胃型胃痛的两个特效穴

我们已经讲过，饮食所伤型胃痛用中脘穴、梁门穴、足三里穴等主穴就够了，脾胃虚寒型的可以加用背部的脾俞穴和胃俞穴。那么，肝气犯胃型的胃痛要加用哪些穴位呢？肝气犯胃型的胃痛可以加用期门穴和太冲穴。

期门穴在哪儿呢？它在我们的胸胁部，乳头直下第6肋间隙。这个穴位，在男同志身上比较好找，乳头所在的是大约第4肋间隙的位置，我们再往下摸2个肋间隙就是第6肋间隙。期门穴是肝经经脉上离肝脏最近的穴，是个疏肝理气的好穴。

期门穴后面有很重要的脏器，所以我们一般不用扎针法，灸法也较少应用。一般采用指压、按摩法或拔罐法，按揉时的力度要稍微轻一些，因为期门穴附近有肋骨，否则病人会感到不舒服。除了用手指按揉，我们还可以用手掌顺着期门穴所在的肋间隙摩擦，两边都要摩擦；拔罐可以顺着肋间隙实施推罐法。当然，还可以用皮肤针叩刺期门穴。把皮肤针先消毒后，顺着期门所在的肋间隙，从内向外地叩刺，力度不要很大。肝气犯胃型的胃痛病人，除了会胃痛，还会出现两侧胁肋胀痛，女士会出现乳房胀痛，但是刺激期门穴后，这些症状会很快得到缓解。

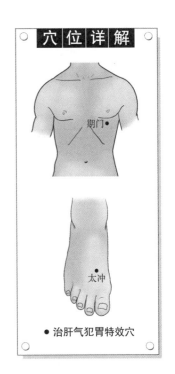

穴位详解

期门

太冲

● 治肝气犯胃特效穴

太冲穴在我们的脚背上，足大趾与第2趾之间趾缝后1.5寸左右的地方。容易生气的人，一掐这个穴位会感觉特别疼。太冲穴是肝经的原穴，它的主要作用就是疏肝养肝，所以对于肝郁犯胃型胃痛也有很好的治疗作用。

我们最好用手指按揉太冲穴，力度可以稍大一些。每个穴按揉3~5分钟，两个脚上的太冲穴交替着按揉。

急性胃痛，指到病除

有人可能会有疑问，如果有人发生急性胃痛，仅仅按揉身上的穴位能迅速止痛么？我给大家举个真实的例子，让大家明白按揉穴位治疗急性胃痛有时并不比吃止痛药起效慢。

下文说到的按压至阳穴和筋缩穴治疗急性胃痉挛，一般每穴只需按压1~2分钟，就能使病人的胃痛得到明显的缓解。刚开始按的时候用力要重，等胃痛有所缓解之后，再慢慢按揉，直到胃痛完全消失为止。

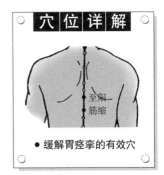

穴位详解

至阳
筋缩

● 缓解胃痉挛的有效穴

胃痛揉背见速效

我在上大学的时候，有一天正上推拿课，班上有一个同学突然犯了胃痛。当时老师就跟我们说："同学们，不要慌，这位同学是得了急性胃痉挛，我来给他做推拿治疗，也正好让你们利用这个机会学学怎样用穴位治疗胃痉挛。"当时，那位推拿课老师就用手按压了同学背部的至阳穴（第7胸椎下凹陷中）和筋缩穴（第9胸椎下凹陷中）这2个穴位，那位同学的胃痛当时就缓解了，真可谓是指到病除。

老师紧接着又告诉我们正确取至阳穴和筋缩穴的方法：至阳穴在第7胸椎下，正好与两侧肩胛下角的水平连线平齐；如果肩胛骨突起不明显，就让病人把胳膊反背到身后，这样肩胛骨会突出些，摸到肩胛骨最下面的那个角，然后用一条水平线将两边的肩胛下角连起来，连线通过的脊椎的地方就是第7胸椎下的至阳穴，筋缩穴在第9胸椎下，也就是至阳穴再往下2个椎体的下面就可以了。

接下来，我再给大家介绍我在吉林医科大学进修的时候亲自治疗的一个急性胃痉挛的病例。

胃痛扎腿显奇效

有一次在针灸门诊，一位中年人背着一个十几岁的小女孩来看病。当时那个女孩哭得很厉害，一问情况才知道，那个女孩早晨吃饱饭后，因为赶时间，就跑着赶往学校。后来正在上课的时候，小女生突然胃痛得非常厉害，老师就赶紧把她背到学校对面的医院来了。本来我想给那个小女孩针刺腹部中脘穴的，但是她痛得弯腰曲背，而且还哭着喊着不愿意扎针。我只能在她腿上的梁丘穴和足三里穴上扎了两针，没想到小女生马上破涕为笑了，说："叔叔，不疼了、不疼了。"这个病例说明：梁丘穴确实是治疗急性胃痛很有效的穴位，我们治疗急性胃痛时，可以不选中脘穴和足三里穴，但是一定要用梁丘穴。

一点就通2：家庭救急的指尖备急方

那么，这个神奇的梁丘穴又在哪里呢？梁丘穴就在膝关节髌骨外上缘上 2 寸的地方。我教大家一个寻找梁丘穴的简便方法：面对病人，把自己一只手的手心放在病人对侧膝盖上，虎口朝上，拇指在膝盖的外上方，其余四指自然分开，在这种状态下，拇指尖所抵达之处即是梁丘穴。

穴 位 详 解

梁丘

● 治急性胃痛一定要选梁丘穴

梁丘穴是胃经中专门用来治疗急性胃痛的穴位，当胃痛发作时，最好是用拇指或中指往肌肉深层重力按压，还可以用旋揉法，一般重力点压、按揉 1～2 分钟就可以了。此外，还可以用皮肤针重力敲打，艾灸就不必使用了。

经验之谈：急救 "三选一" 就够了

根据我的临床体会，遇到急性胃痛，梁丘、至阳和筋缩这 3 个穴位往往用其中的一个就可以缓解胃痛了，没有必要全部用上。但要注意按压穴位时的力度一定要大一些，如果是用皮肤针敲打的话，敲打的力度一定要重一些，即使敲出点血来也没有关系。

十二、食物中毒
开窍通调

《江西中医药》曾刊载黄其波医生的一则验案：一病人误食毒菌中毒，导致发热、神昏、呼吸急促、瞳孔散大，血压下降到65/35毫米汞柱，脉搏微细无力，难以摸清。诊断为"食物中毒性昏厥"，经用西药救治未效，改用针灸。拟醒神开窍、通调血脉为治法，针灸并用，平补平泻。针刺内关穴，动留针4个半小时，同时用艾灸气海、关元、百会、足三里30分钟。血压复升到80/50毫米汞柱，症情好转，神志恢复。

人们吃了被细菌或细菌毒素污染的食物即可发生食物中毒，一般餐后少则半小时、多则 48 小时就可发病。以剧烈腹痛、恶心、呕吐、腹泻等急性胃肠炎表现为主要特征，还会伴见神经系统症状，如头痛、发热、烦躁不安、抽搐、瞳孔散大、视力模糊、吞咽及呼吸困难等，中毒严重者可因腹泻造成脱水性休克或因衰竭而死亡。同餐人群可集体发病，所有中毒病人的临床表现基本相似。

催吐手法学一学

出现中毒症状时，轻者可以对症处理，给病人以良好的护理，尽量使其安静，避免精神紧张，注意休息，防止受凉，同时补充足量的淡盐开水。危重者应及时向急救中心呼救，尽快联系附近医院住院治疗。要特别注意保存导致中毒的食物，提供给卫生部门检验。

如果进食的时间在 1～2 小时，可使用催吐的方法，使刚吃下去不久、尚未被消化的致毒食物尽快排出。

1. 重力按压内关穴，内关穴虽然主要是一个止呕吐的要穴，但是，它对呕吐却具有良性的双向调整作用。轻刺激止呕，重刺激催吐。

2. 立即取食盐 20 克，加开水 200 毫升，冷却后 1 次喝下；如果无效，可多喝几次，迅速促使呕吐；也可以同时配合手指深探咽喉部位，帮助催吐。

3. 也可用鲜生姜 100 克，捣碎取汁，用 200 毫升温水冲服。

4. 如果吃下去的是变质的食物，则可服用十滴水来促使迅速呕吐。

及时导泻和解毒

如果病人进食受污染的食物时间已超过 2～3 小时，但精神仍较好，则可服用泻药，促使受污染的食物尽快排出体外。

取支沟穴强力透刺或按压内关穴；或反其道而行之：内关穴按压或透刺支沟穴。连续提插捻转，都有疏通三焦、清肠通便的攻下作用。

还可用大黄 30 克 1 次煎服；老年病人可选用玄明粉 20 克，用开水冲服，即可缓泻；体质较好的老年人，可用番泻叶 15 克，1 次煎服或用开水冲服，也能达到导泻的目的。

如果是吃了变质的鱼、虾、蟹等引起的食物中毒，应迅速解毒。可取食醋100毫升，加水200毫升，稀释后1次服下；或绿豆50克，紫苏30克、生甘草10克，1次煎服；若是误食了变质的防腐剂或饮料，最好用鲜牛奶或其他含蛋白质的饮料灌服。

重力按压醒脑开窍

有烦躁不安、抽搐或昏迷者，急用指甲重力掐按人中（或鼻尖素髎穴）、百会、合谷醒脑开窍；急刺合谷、太冲、筋缩穴（中医认为肝主筋，言下之意就是此穴能够治疗因为"筋收缩"而引起的抽筋之病）、阳陵泉等穴熄风止搐。

经过穴位救治无效者，应该尽快送到附近医院救治或者急呼"120"。

真 验 案

针三穴救药膳中毒

55岁的周某在饭店吃药膳（成分不详，只知道有熟地），约莫半小时后突然腹痛、腹泻、恶心、呕吐未消化食物，伴头昏、面色苍白、大汗淋漓、神志恍惚、视物模糊、四肢乏力，急来我院诊治。

急速针刺双侧内关、足三里、太冲三穴，强刺激泻法，留针15分钟。取针后病人神志清醒，面色转红，汗出停止，感觉头昏消失，眼睛亮了，肢体有力了。血压上升到正常，脉率也恢复正常。病人诸症状缓解，转危为安。

事后病人深有感触地说：看来，针灸急诊真管用，中医并不是慢郎中啊！

穴位详解

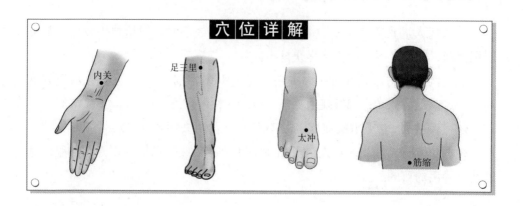

内关　足三里　太冲　筋缩

十三、
呕吐取内关
轻重两相宜

　　引起呕吐的原因有很多，主要见于各种胃肠疾病、食物中毒等。中医讲饮食不节就会引起胃肠疾病，这里的"饮食不节"包括两个方面，第一方面是指饮食没有节制，暴饮暴食；第二方面是指饮食过于寒凉或生冷、不清洁、不卫生。除了胃肠疾病以外，晕车、晕船、晕机、怀孕等，都会出现呕吐的现象。

中医学认为，呕吐是因为各种原因导致的胃气上逆引起的，正常情况下胃气应该是往下走的（胃主降、胃气以通降为顺），这样才能将经过消化吸收后剩余的食物残渣顺利地输送到小肠、大肠，而后排出体外。中医有句很有名的话叫做"六腑以通为顺"，胃和大肠、小肠都是属于"六腑"的范畴，所以一定要保证它们气机的通畅，只有它们通畅，大便才能通畅，而大便是否通畅是判断一个人健康与否的重要标志。如果大肠、小肠气机不通畅，那么气自然会往上跑，人就会出现嗳气、打嗝、恶心、呕吐等。所以我们就要用一些能够让胃气下降的穴位，胃气通畅了就能够缓解恶心呕吐的现象了。

再记名句："面口合谷收、心胸内关谋"

中医还有两句很实用的取穴口诀，希望大家能够记住：一句叫做"面口合谷收"，这句话的意思就是说与头面部和口腔有关的疾病都可以用合谷穴来治疗，"收"有收拾的意思，按照现在通行的说法就是"摆平""搞定"。恶心呕吐就是食物残渣等从嘴巴里吐出来，所以治疗呕吐也可以用合谷穴。

第二句口诀是"心胸内关谋"，中国古代称胃痛为"心口痛"或"心气痛"，而真正的心绞痛则称之为"真心痛"。"心胸内关谋"的"胸"字也是指的心肺。所以这一句口诀的意思就是说胃和心脏的疾病都可以用内关穴来处理（谋：计谋、策划之意）。前面我们曾经提到，内关是治疗心血管疾病的第一要穴，内关的第二个作用就是治疗胃肠道疾病，其中以恶心、呕吐最为常用。

那么，合谷穴和内关穴怎么找呢？合谷穴在手背第1、2掌骨之间（虎口）略靠第2掌骨的中点处。我在第一章"高热"里已经教过大家几个合谷穴的简单取穴法，还记得吗？

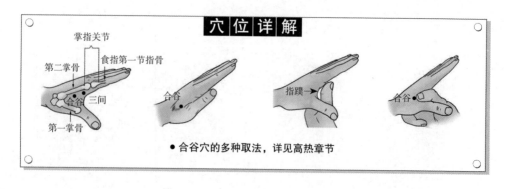

● 合谷穴的多种取法，详见高热章节

内关穴在前面也说过，它位于掌面腕横纹中点上 2 寸的两筋（掌长肌腱与桡侧腕屈肌腱，握拳时前臂接近腕横纹的 2 根很明显的筋）之间。

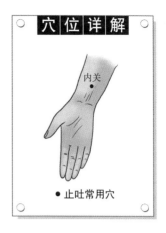

合谷穴和内关穴都可以用指揉的方法，用自己的一个拇指按揉另一个手上的穴位，要顺着经脉的走行前后揉，不要横行切断经脉左右揉；指压合谷穴最好是将一只手的指尖朝向自己的胸部，另一只手的大拇指掐按穴位；也可以用皮肤针轻轻敲打合谷穴和内关穴。少用灸法，一是效果慢，二是内关穴处有重要的神经、血管和肌腱，不宜施灸。

善于利用自身的"晕车药"

有人可能会有疑问，穴位疗法真的可以止呕吗？下面我给大家讲一个实例。

真 验 案

夏令营女生晕车频吐

几年前，南京举行了一个从南京去安徽的少年儿童夏令营。当时主办方请我做保健医生随行，我就带了一些清凉油、风油精、伤湿止痛膏和晕车药上了其中的一辆大巴，一起出发了。到了安徽旅游地，我听说其中一辆车上有一个小女生晕车很厉害，从南京坐车出发时就晕，中途开始断断续续呕吐，等到了目的地，小女孩几乎就不能游玩了，因为吐得太厉害，全身无力。

三天的夏令营活动结束了，在返回南京的时候，队长就让我坐在那个晕车小孩所在的车上，让我专门照顾她。一路上，只要她有恶心要吐的感觉，我就轻轻地揉一揉她的内关穴和合谷穴。在我的照顾下，那个晕车的小孩从安徽坐车一直到南京少年文化宫，都没有出现过呕吐。可见，合谷穴和内关穴对于晕车引起的呕吐还是有很好的治疗效果的。不过，如果是孕妇晕车，就不要随便用合谷穴了！此穴能促使子宫的收缩，可能引起流产或早产。

轻按内关穴止吐，按得太重反催吐

按揉内关穴的时候，我们要注意一点，不同的病情我们要用的力度也不同。用于止呕吐，按揉的力度要轻，如果用的力度太大，反而会起到催吐的作用。有一种情况我们必须要重力按压内关穴，就是遇到食物中毒的病人时，不要止吐，因为要想让病人好起来，必须用催吐法将胃内的有毒之物尽快全部排泄出来，这时我们按揉的力度要重一些，病人将食物吐出来以后，再禁食几餐，呕吐慢慢就会好了。

内关穴既能止呕又能催吐，这是一种双向调节作用。在针灸临床实践中体会到，按揉的力度小（轻刺激）能起到止吐的作用，按揉的力度大（重刺激）就能够起到催吐的作用。可见，促进双向调节作用的关键就是手法力度的轻重。对于晕车、晕船、晕飞机的呕吐，最好是轻柔地按压内关穴，以达到止呕的效果；如果是食物中毒引起的恶心呕吐，就需要重力按压内关穴，以催吐。

我再给大家讲一个关于内关穴治疗呕吐的病例吧。

真 验 案

文印室小老板慢病急发

2002年6月的一天，我到一家文印室印名片。老板是一位56岁的王先生，知道我是针灸医生后，说他患有慢性胃炎多年，经常会出现胃中嘈杂不安，随之反酸呕吐，有时候在路上就会蹲在路边呕吐，十分狼狈。他询问我有何良法解除？我告之按内关穴的方法。

等我数天后去取名片的时候，他说在两天前又一次发作，他按照我教的按揉内关穴的方法进行操作，果然灵验。

很重要：对孕妇不能按合谷止吐

还有一种特殊的呕吐情况，我们在用穴位治疗时要注意特殊对待，就是孕妇出现的恶心呕吐。这个问题很重要，希望大家能够记住，育龄女性在妊娠前期出现呕吐时，是不能用合谷穴来治疗的。因为合谷穴能引起子宫收缩，弄不好可能会导致流产。所以对孕妇的呕吐，不要用合谷穴来止吐，以防发生意外。

对于孕妇的恶心呕吐，可以轻轻按揉内关穴，或者将清凉油涂到内关穴、合谷穴或者是鼻子与上嘴唇之间的人中穴上。

晕车、晕船的时候，有些人可能会把伤湿止痛膏剪一小块贴到内关穴上，以此来防止恶心呕吐。但是市面上有一种伤湿止痛膏叫麝香虎骨膏，孕妇就不能用，因为麝香有芳香走窜的特性，是古代用来堕胎的中药。所以孕妇一定要注意，含有麝香（人工麝香）的止痛膏千万不要用。

真 验 案

耳穴也能治呕吐

我退休前在南京中医药大学国际教育学院工作，有一次河海大学的一个西非的留学生找到在我校留学的同胞，说他刚到中国，吃不惯食堂用菜油炒的菜，一吃就恶心呕吐，因此没办法吃饭，影响学习。学生就问我有没有办法解决？我回答说："当然有！"

于是我就以耳穴的"胃"穴为主，另外增加了肝、脾、交感、神门等耳穴，给他贴压了中药王不留行籽。并要求他每次吃饭前半个小时自行按压所贴的耳穴，每个地方按半分钟到1分钟。

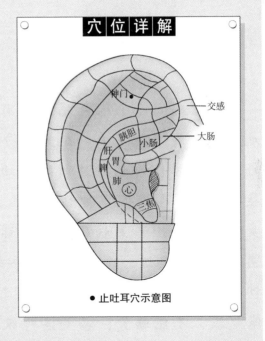

穴 位 详 解

神门 · 交感 · 胰胆 小肠 · 大肠 肝 胃 脾 肺 心 贲

● 止吐耳穴示意图

结果怎么样？他第二次到我们学校见到我时说："哎呀！老师，您教的耳穴法可真灵了！只做了1次，我再去食堂吃饭的时候，那些菜的油味已经对我没有刺激作用，现在我已经可以很正常地吃饭了。"

十四、翳风治呃逆重按即搞定

　　相信我们每个人对呃逆都有过切身体会，一般情况下是不明原因突然发生，绝大部分都是呃逆几声、几秒钟就好了，时间长的也不过断断续续几分钟也就停止了。但是在临床上，也有很多打嗝的病人，少则持续打嗝几个小时，多则好几天，甚至好几个星期都不能停止，发作起来没完没了。曾遇到过一个病人，一分钟打嗝五十多次，相当于1秒钟1次了，而且持续了11天之久。那些天，病人几乎不能吃饭，不能睡觉，甚至连呼吸都受到影响。所以说打嗝的毛病虽然不大，但是会给人们带来很大的痛苦。

各种稀奇古怪的打嗝

很多情况都可能引起打嗝，比如暴饮暴食、进食过快，或者是像一些小学生吃过早饭后，又跑步去上学，路上吹了凉风、吸入冷空气等。

精神因素也能引起打嗝，因为有些人的心理暗示很强烈。比如有一次，我在农村巡回医疗的时候就遇到过这样的打嗝病人。我当时背着药箱正走在路上，突然听到有阵阵呃逆的声音传来。观察四周，看到大老远有两个人朝我的方向走来，随着那两个人的走近，发现是两位女同志，呃逆声就是她们发出的。我就问她们是怎么回事，其中一个年轻的女孩就说，另一个中年妇女是她的嫂子，今天嫂子从一大早起床就打嗝不止，妈妈让她陪嫂子到公社卫生院去看医生。那个女孩还说，刚出门的时候，她自己还是好好的，结果一路上听嫂子打嗝，自己也不由自主地打起嗝来。看，这个女孩的打嗝就是精神因素引起的。

制呃"双枪手"——天突穴和膻中穴

治疗呃逆要用的第一个穴位就是天突穴，天突穴就在人体的前正中线上，两个锁骨的中间、颈脖子下面、胸骨上方的凹陷处。

天突穴的操作方法大家要注意，最好是将大拇指或中指弯曲，然后用指端从天突穴往下方"抠"，不要直接往下方按压，以免影响呼吸，发生憋气和呛咳反应。力度要稍微重一点，一般每次按压100下左右即可。

第二个可以治疗呃逆的穴位叫膻中穴。就在两乳头连线的中点处，因为女性的特殊生理，特别是生了孩子以后的女性，乳房可能有些下垂，所以女性要找膻中穴的话，就要在找到两乳头连线中点后再向上移1~2寸。

膻中穴有宽胸理气的作用，当呃逆发作的时候，我们可以自己用拇指或中指用力地点压、按揉膻中穴；或双拳叩击膻中穴；或者是用拇指以外的四指向下搓擦膻中穴，但是，绝对不可以像有人在电视讲座上教的那样用手在膻中穴上下来回摩擦，因为在向上摩擦的时候反而会致使胃气上逆，引起嗳气。膻中穴除了可以用指压、按揉法之外，还可以用皮肤针敲打法。

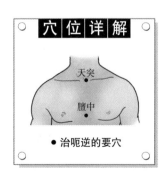

穴位详解

● 治呃逆的要穴

制呃"后备梯队"——内关穴、中脘穴

治疗呃逆常用的第三个穴位是位于掌面腕横纹中点上2寸的内关穴。当我们握拳时，前臂靠手腕的中间有两根很明显的筋，内关穴就在两筋之间。

内关穴是心包经上的一个"络"穴，与三焦相沟通，有疏调三焦、宣上导下、和内调外的功能作用，主治心、胸、胃以及与情志失和、气机阻滞有关的脏腑或肢体的病变。内关穴也是宽胸理气的好穴，对于呃逆有很好的治疗效果。

位于腹部正中线脐上4寸的中脘穴也是通调腑气、平降胃气的主穴。胃肠腑气一通，气机也就舒畅了，呃逆也就消失了。怎样找到中脘穴呢？我在前面已经说过几种中脘穴的取穴法，为了便于本节阅读，这里再重申一下。

我们的胸骨下面有个小小的剑突，胸骨与剑突的衔接交界部位叫做"胸剑结合"，也就是相当于我们俗话说的"心口窝"的位置，针灸学规定：从胸剑结合到肚脐眼的连线是8寸，脐上4寸正好就是胸剑结合到肚脐眼连线的中点，这里就是中脘穴的位置。

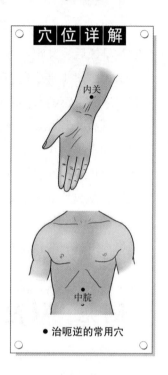

穴 位 详 解

内关

中脘

● 治呃逆的常用穴

中脘穴要如何按摩呢？最好是用我们的中指、食指和无名指这三个指头在中脘穴用力地点压、按揉；也可以以中脘穴为中心，按顺时针方向摩揉。摩揉时要有一定的力度，只有力度够了，胃肠的蠕动才能够加快，胃肠道里的食物才能往下移，从而使腑气畅通，呃逆才能缓解。

制呃"特种兵"——翳风穴

此外，还有翳风穴也是治疗呃逆时经常用到的穴位，用得好更有奇效。

大家一定很好奇：这个能让呃逆指到病除的翳风穴究竟在什么地方？要怎样用它来治疗呃逆呢？接下来我就给大家介绍一下翳风穴。其实，翳风穴很好找，就在我们耳垂后面的凹陷中。我们自己可以摸一下，耳垂后有一个突起的高骨（耳后乳突），耳后乳突与下颌骨之间有一个凹陷，就是翳风穴所在。

还没上楼，就听见二楼的呃逆声

病人冯某是武汉军区歌舞团的一个"吹鼓手"（吹小号的）。他刚开始得呃逆的那天，1分钟仅呃逆3~5次而已。当时他们剧团正好在上演《智取威虎山》，冯某以为打嗝嘛，小毛病，很快就会没事的，也就没有去看病，带病坚持工作，继续吹号。演到杨子荣"打虎上山"那段时，需要他来吹号给杨子荣鼓劲，但是他时不时呃逆，吹号中常常发出"呃、呃、呃、呃"的打嗝声。演杨子荣的那个演员不高兴了，把枪一扔，说：你这样吹，我还怎么打虎？迫不得已，他才到歌舞团医务室就诊。卫生员给他开了些缓解胃痉挛的药，但是没有效果，还是呃逆不止。于是，他又到了武汉军区总医院寻求治疗，但是西医治疗还是没有效果。

冯某又从部队医院转到地方医院，先是到武汉医科大学附属医院，呃逆照旧不解决问题，后来就来到我们医院求治。先看的是中医内科，但他吃不了中药，一吃就吐；最后才到了针灸科。我们针灸科的门诊在二楼，我还在一楼就听到他在二楼发出的十分响亮的呃逆声。我当时就想，声音这么洪亮，这位病人一定是属于实证了。

冯某来找我看病时，呃逆已经是连续第11天了。我看他五大三粗、身强力壮，呃声洪亮，判断他的呃逆确实属于实证。于是"该出手时就出手"，我用大拇指重力按压他的翳风穴。不到1分钟，奇迹出现了，他的呃逆终于停止了，当天晚上就又能正常参加演出了。

翳风穴是三焦经上的穴位，它能够疏通三焦之气，而胃是三焦的一个中心环节，中间的枢纽不通了，那么上下气机自然也就不通顺了。

我们一般采取重力指压法来刺激翳风穴，让病人采取坐位。如果施术者站在病人身后，就用拇指按压，其余四指托住病人的下巴；如果施术者站在病人的前面，则用中指按压，拇指托住病人的下巴；如果是病人自己按压翳风穴，最好也用中指按压比

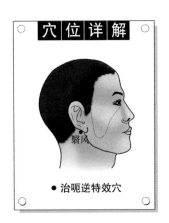

穴位详解

翳风

● 治呃逆特效穴

较顺手，用得上劲。按压的力度和时间要因人而异，只要止住呃逆，就可以停止按压了。

说到这里，还要回过来讲讲呃逆的实证和虚证，大家也可以自己判断。

如果呃逆的声音很洪亮、很高亢，而且病人的身体也很棒，比如那个军人冯某，那我们就可以判断病人是属于实证的呃逆；相反的，假如说呃逆的是个癌症晚期的病人，或者是中风后遗症，抑或是尿毒症的病人，那么他们的呃逆就是属于虚证的。虚证的呃逆有什么特点呢？这类病人的呃逆几乎听不到声音，我们只看到他有呃逆造成的身体振动，却听不到什么响声。按照中医古籍的记载和现在的临床观察，可以判断这种虚证的呃逆一般就属于病情危重的表现。

经验之谈：治疗呃逆的民间妙法

治疗呃逆，民间也还有一些行之有效的小方法，大家不妨试试。

1. 在病人正呃逆的时候，其他人可以乘其不备在他背后大吼一声或者突然拍他一巴掌，让他受到惊吓，呃逆可能就会止住了。

2. 像过愚人节一样，对病人编造一个足以使他感到惊恐的谎言，把呃逆"吓回去"。但要注意把握分寸，既要给他惊吓，又不能太过分。

3. 弯腰喝水法：病人喝上一大口水，紧紧地屏住呼吸，把腰尽量地弯下去，同时把脖子仰起来，然后突然把含在嘴里的水一下子吞进去。

4. 按压眼球：嘱病人闭上眼睛，然后自己按压眼球，注意力度不能太重，在自己能耐受的情况下按压。

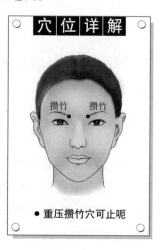

有人可能上述方法都无效，或者会说按压眼球感觉胀痛不适、受不了，那我就再教大家按压自己的眉头来止住呃逆。我们的眉头有个穴位叫攒竹穴，这个穴位是治疗呃逆很有效的一个穴。我们可以用自己的中指指端按压眉头的攒竹穴，力量要重一些，重力按压后坚持住1~2分钟再松开，反复操作，直到呃逆停止即可。

穴位详解

攒竹　攒竹

● 重压攒竹穴可止呃

十五、胁痛二主穴
支沟阳陵泉

　　胁痛是以一侧或两侧胁肋部疼痛为主要表现的病症。常见于西医学的急慢性肝炎、肝硬化、肝癌和急慢性胆囊炎、胆石症、胆道蛔虫症等肝胆病变以及胁肋部外伤、肋间神经痛等。

胁肋为肝经、胆经所过之处，所以，胁痛的产生主要责之于肝胆。此外，尚与脾胃的病变有关。不论是气滞、瘀血、湿热等实邪闭阻胁肋部经脉，还是精血不足、胁肋部经脉失养，均可导致胁痛。

点压按揉不宜过重

疏利肝胆、行气止痛，取穴以胁肋部位的期门、日月，上肢的支沟和下肢的阳陵泉、太冲穴为主穴。

肝、胆位于右胁下，肝、胆的经脉也都分布于胁肋，故近取肝经期门、胆经的日月穴，肝经远端的太冲穴，胆经远端的阳陵泉，疏利肝胆气机，行气止痛；取支沟以疏通三焦之气。

诸穴均常规点压、按揉，胁下点压、按揉不宜过重，以免伤及肋骨和内脏。

对胸胁部外伤后的瘀血胁痛，可先行局部皮肤严格消毒，然后用无菌皮肤针轻轻叩刺胁肋部痛点及胸7～10夹脊穴。在局部少量出血基础上，再加拔火罐，使之出血更多，达到"通则不痛"的治疗目的。

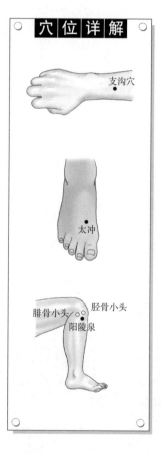

穴位详解

支沟穴

太冲

腓骨小头　胫骨小头
阳陵泉

不相信针灸的詹同学

1976年，我曾经带着一个班的工农兵学员到革命老区湖北麻城巡回医疗。有一次背着药箱走在乡间的小路上，遇到一个挑着担子的老农。他表情痛苦地坐在路边一块石头上，右手还捂着右侧胸胁部位。我关心地问是不是哪里不舒服？老人回答说右边的"肋巴骨痛"，不敢呼吸，一呼吸疼痛就加重。问他有没有肝胆病，回答说没有。

当时，我初步判断老农是肋间神经痛，就让一个叫詹学良的同学给老农扎针灸。詹同学一个劲地拒绝，头和手摆得像拨浪鼓一样，说他不相信针灸，也不喜欢针灸课。其实这正是我让他给病人扎针的原因，我心里坚信会针到痛止，所以就想给这个学生一次纠正思想的机会。

我当时就帮这个学生指定了支沟穴和阳陵泉这两个穴位，针刺入穴位后，再让他做提插捻转。病人先说针下有酸麻胀的感觉，然后突然大声喊道：不痛了！能呼吸了！神了！

我看了一眼给老农扎针的学生，他脸上露出十分得意的微笑。当我们同这位老农告别以后，这个学生对我说：老师，看来我原来不相信针灸能治病，也不喜欢针灸这门课程是不对的。今天我很受教育，也明白了老师的良苦用心，从今以后我要好好学习针灸这门学科，多学本领为人民服务。

经验之谈：十罐不如一晕

成都中医药大学杨介宾教授既是我尊敬的师长，又是我针灸学术界的老朋友。他曾经报道过一例罕见的意外事件——"晕罐"。

有一个病人在开手扶拖拉机的途中不小心翻了车，胁肋部位正好碰到了车把处。事后胁肋部位非常疼痛，找杨老诊治。老教授一看，病人胁肋部青紫肿胀很厉害，不敢呼吸，也不能用手碰触。排除骨折之后，老教授先在病人胁肋部针刺出血，紧接着就在出血部位拔了好几个大火罐。没想到病人却突然感到头晕、心慌、胸闷，脸色也变了，还出冷汗。这在针刺过程中倒还时而可见，也就是"晕针"。可是在拔罐过程中间出现"晕罐"，老先生行医几十年也还是第一次见到。

当把"晕罐"处理好了之后，再问病人，却没想到其胁痛竟然一点也没有了，一次而愈。这就是针灸学里所谓的"十针不如一晕"之说，换在这里也可以说是"十罐不如一晕"了。

【友情提醒】

针灸治疗胁痛有较好的效果，但急性胁痛用穴位止痛后应注意查明病因，必要时采取综合治疗。

十六、胆囊穴阳陵泉『秒杀』胆绞痛

典型的胆绞痛，以突发性右上腹胁肋区绞痛、阵发性加剧或持续性绞痛、痛无休止为主要特征。疼痛部位有压痛、拒按或叩击痛，并向右肩背部放射。

1. 肝胆气滞：绞痛常因情志波动而发作，伴见胸闷、嗳气、恶心或呕吐、心烦易怒、不思饮食。舌苔薄白，脉弦紧。

2. 肝胆湿热：**右上腹绞痛并伴见寒战发热、冷汗淋漓、口苦咽干、恶心呕吐。甚者目黄、身黄、小便黄，大便秘结，舌苔黄腻，脉弦数。**

3. 蛔虫妄动：**右上腹及剑突下钻顶样剧痛、拒按，辗转不安。常伴有寒战发热、不思饮食或食欲亢进、恶心呕吐、吐蛔，舌苔薄白，脉弦紧。**

腹部 X 线片、B 超等检查可提示胆囊及胆道的急性炎症、结石或蛔虫等病变。

电针、指针出奇制胜

胆绞痛的治疗原则是：疏肝利胆、行气止痛，选取中脘穴（肚脐上4寸）、期门穴（乳头直下第2个肋间隙，也即第6肋间隙）、日月穴（乳头直下第3个肋间隙，也即第7肋间隙）、肝俞穴（背部第9胸椎下旁开1.5寸）、胆俞穴（背部第10胸椎下旁开1.5寸）、阳陵泉穴（膝关节外下方，腓骨小头前下方凹陷中）、胆囊穴（阳陵泉穴下1寸）等，在针刺得气的基础上，外加电针治疗仪，采用连续波强刺激泻法，连续刺激30分钟以上。

万一没有电针治疗仪，可以采用指针法：取局部的期门穴、日月穴，背部的胆俞穴或其附近的阳性反应点，下肢的阳陵泉穴、胆囊穴。以拇指端连续重力点压10～20分钟。一般一日1～2次，严重者可一日2～3次。

肝胆气滞加太冲穴（足背第1、2跖骨之间）以增加疏肝利胆之力；肝胆湿热加三阴交穴（足内踝高点上3寸）、阴陵泉穴（膝关节内下方，高骨下方凹陷中）清利湿热；蛔虫妄动加百虫窝穴（膝关节内上方，髌骨内上缘上2～3寸压痛点，相当于脾经

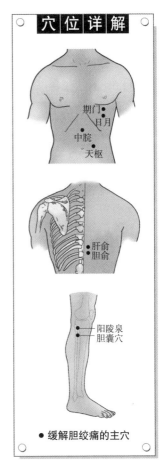

穴位详解

● 缓解胆绞痛的主穴

期门
日月
中脘
天枢
肝俞
胆俞
阳陵泉
胆囊穴

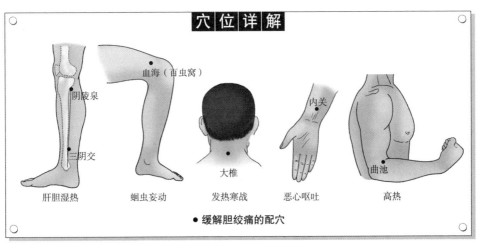

穴位详解

阴陵泉　　血海（百虫窝）　　大椎　　内关　　曲池
三阴交

肝胆湿热　　蛔虫妄动　　发热寒战　　恶心呕吐　　高热

● 缓解胆绞痛的配穴

的血海穴）以安蛔、驱蛔；发热寒战加大椎穴（第7颈椎棘突下）、曲池穴（曲肘，肘关节拇指侧纹头凹陷中）清利高热；恶心呕吐加内关穴（掌面腕横纹正中上2寸）和胃止呕。

针灸对典型的胆绞痛效果较好，对急性发作、病程短、无严重并发症者疗效尤佳。当然，在治疗期间病人应该配合饮食起居的调理，注意饮食清淡、少食肥甘厚味，注意防寒保暖。

真 验 案

蛔虫入胆道，痛到要手术

二十世纪七十年代中期，我还在湖北中医学院工作的时候，曾下乡巡回医疗。一天，一位农民抱着自己刚上小学的儿子来到我们医疗队。孩子面色苍白、大汗淋漓、弯腰捧腹，紧捂着肚子哭喊不止，阵阵呕逆，十分痛苦。随队外科彭医生接诊后一看，是前些天看过的一个孩子，当时经过问诊和体征检查，认定是胆道蛔虫引起的胆绞痛（孩子曾有驱蛔、吐蛔以及大便中夹有蛔虫史）。按西医外科常规先予以肌内注射消旋山莨菪碱（654-2）和盐酸哌替啶（杜冷丁）止痛针、输液退热、抗感染保守治疗。孩子父亲说这些天经过门诊治疗虽然疼痛有所减轻，但在家里还是经常发作。这次彭医生看到孩子疼痛非常厉害，建议施行外科手术。由于孩子非常害怕，因此还是遭到孩子爸爸的反对。

医疗队长问我针灸疗效如何？我当时也没有十足的把握，答应试试看。当即让孩子忍住疼痛如厕小便，随后取左侧卧位，按顺序针刺了胸腹部的中脘穴、期门穴、日月穴，腰背部的肝俞穴、胆俞穴，下肢的阳陵泉穴、胆囊穴和百虫窝穴、足三里穴（外膝眼正中直下3寸），接上电针治疗仪，连续波强刺激，孩子竟然很快安静下来了。他爸爸问他肚子还痛不痛，他说不怎么痛了。电针连续刺激了近一个小时，孩子说肚子完全不痛了。孩子回家时，我们对家长交代：如果回去后还有发作，一定要及时再到医疗队来。后来，这孩子再没来过。

一点就通 2：家庭救急的指尖备急方

这里介绍一下百虫窝穴，百虫窝穴有一种简易取穴方法：医者面对病人，把自己的双手掌放在病人膝盖上（左手掌按右侧、右手掌按左侧），虎口朝上，拇指在膝盖的内上方，其余四指自然分开，在这种状态下，拇指尖所抵达之处即是血海穴，在血海穴或者稍微偏上一点找压痛点，就是百虫窝穴。

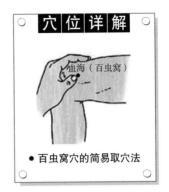

穴位详解

血海（百虫窝）

● 百虫窝穴的简易取穴法

真 验 案

1分钟让杜冷丁退场

这个案例是我的同事朱宇丹的亲身经历，在此转述。

1996年，朱宇丹大学毕业才工作两年。有一次去急诊有事，他刚走到急诊室门口，急诊主任就叫他给一个被确诊为胆结石、绞痛很厉害的病人试试针刺一下。

病人女性，45～50岁，已经在急诊室挂了大瓶"盐水"了，常规用药（抗痉挛的阿托品类药）。但是止痛效果并不怎么好，当时急诊科主任正准备加用更厉害的王牌止痛药杜冷丁（盐酸哌替啶），看见朱宇丹来了，就让他先试一试针刺的效果。

当时病人痛苦面容，脸色苍白，手捂着肚子，痛得几乎打滚。朱宇丹问急诊主任：会不会是其他急腹症？主任说：虽然病人的B超检查所见结石阴影不明显（呈现泥沙样炎症点），但根据多年急诊经验，基本可以确定是胆结石引起的胆绞痛。朱宇丹在给病人做穴位按诊时，发现她的右侧胆囊穴压痛非常明显。当时，就对准胆囊穴一针下去，运针不到1分钟，病人的疼痛就立刻止住了。当时朱宇丹大学毕业工作也才两年，临证经验还不十分丰富，自己也没想到针刺治疗胆绞痛会有如此立竿见影的效果。不仅病人称奇，连急诊科主任也十分开心，连称："中医针灸不简单！"

此事对朱宇丹的震动和鼓舞也很大，也就是从那以后，他便成了中医针灸的忠实信徒和推广者。

十七、「软」痛手到除 「硬」痛别瞎按

　　中医治病是讲究辨证论治、区别对待的，就是说在治疗疾病之前，要先分析病因，然后根据不同的证型选择不同的治疗方法。用穴位治疗腹痛前，我们首先要排除外科疾病引起的腹痛，比如说急性阑尾炎、胆结石、胆道蛔虫症、肠穿孔等引起的腹痛。也就是说，我们在用穴位治疗腹痛时，必须要看人下手，先排除外科疾病引起的腹痛，如此才不至于耽误病情，也能有的放矢、手到病除治腹痛。

学会“摸肚子”

我们自己如何判断是否是外科疾病引起的腹痛呢？最简便的方法就是摸肚子。凡是急性外科疾病引起的腹痛，病人的腹壁都是紧张的，摸起来硬硬的，用手按时会感觉肚子像一块板，医学名词形容叫“板状腹”，是急腹症的主要表现。另外，当我们用手重按腹部，然后突然把手松开，病人会感到被按压的地方更痛了，这种情况叫“反跳痛”。反跳痛也是外科疾病引起的腹痛的一种重要标志，这时我们就不能用穴位疗法来治疗了。

除了外科的急腹症以外，有两种常见原因引起的腹痛是很适合用穴位保健治疗的。一种是饮食所伤，有些人喜欢暴饮暴食，吃大量肥甘厚味，而且饮酒。脾胃虚弱的人这样就很容易导致胃肠受伤，出现腹痛、腹泻等症状。第二种情况就是腹部感受寒邪引起的腹痛，比如经常大量喝冷饮、睡觉的时候没盖好肚子，导致腹部受凉。因为腹部属阴，所以很容易感受寒邪。

有些人，特别是年轻人，常常仗着自己年轻、身体好，或说工作忙、没时间，把一般胃肠病当作无足轻重的小毛病，不及时地治疗。时间久了，饮食所伤和腹部受寒这两种情况就会反复出现，形成肠道的慢性虚寒证。一旦虚寒证形成了，以后稍微受一点风寒，或多吃一点凉东西，或喝一点冷饮的话，腹痛就会很快发作。

以上两种腹痛有个特点，就是病人的肚子摸起来是软软的，找不到一个很明显的压痛点，更没有反跳痛。病人还喜欢用手按揉，或者用热水袋敷，这种情况我们就可以用穴位保健来治疗。

治腹痛“三剑客”

《针灸学》里说“穴位所在，主治所在”，意思是说病变在什么地方，就应该在什么地方选取穴位来治疗。腹部常用的治疗腹痛的穴位有神阙穴、中脘穴、天枢穴这3个穴位。神阙穴就是我们肚脐眼的正中点，脐带是将胎儿跟母亲紧密联系在一起的重要物质，在胎儿还没有离开母体的时候，就是靠脐带来输送营养物质的。婴儿离开母体以后，虽然能够独立地生活了，但是脐眼仍然是人体很重要的一个组织部位。神阙穴正好是位于腹部中央，中焦与下焦的交界处，所以它是一个连接人体中焦脾胃和下焦大、小肠的枢纽，也是治疗腹痛的有效穴位。

神阙穴治腹痛，偏于虚寒证，所以除了用手点压、按揉以外，主要是用艾灸法来熏烤，最好是用隔姜灸、隔盐灸。如果不用艾灸法，也可以拔火罐，或者将热水袋放在肚脐上，也能起到很好的治疗效果。神阙穴不方便消毒，所以，一般不用皮肤针叩刺，这点大家要注意。

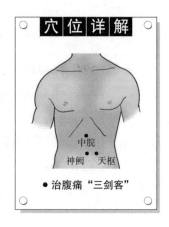

● 治腹痛"三剑客"

中脘穴的作用是通调腑气，因为中脘穴正好在我们的胃脘部，它跟胃的关系最为密切，腑气一通，通则不痛，腹痛自然也就好了。中脘穴如何找呢？胸骨下面有个小的剑突，胸骨与剑突的衔接处叫"胸剑结合"（俗话说的"心口窝"位置），心口窝与肚脐连线的中点就是中脘穴了。

天枢穴在肚脐旁2寸的位置（前正中线到乳头的垂直线是4寸，取其一半的宽度即是），是腹部的要穴。

天枢穴虽是胃经穴，却主治大肠病。因为中医在古代通过解剖已经发现"大肠小肠皆属于胃"（《黄帝内经》语），我们可以把天枢穴看成是大肠疾病的一个反应点。疾病的反应点，同时也是疾病的有效治疗点，当人们患阑尾炎、痢疾、便秘、痔疮、脱肛等大肠、直肠的病变时，天枢穴都会有压痛。所以，我们也可以用天枢穴来治疗腹痛。

治疗一般的腹痛，可以用大拇指按揉中脘穴和天枢穴这两个穴，也可以用掌根按揉。如果是肚子受寒出现的腹痛，我们一定要把手先搓热，然后用掌根按揉天枢穴。

如果说是因为受凉了或者吃多了冷东西引起的腹痛，我们最好是用灸法或拔火罐来刺激中脘穴和天枢穴，可以用艾条灸，每个穴位每次灸5~10分钟。如果病人是因为吃东西太多，肚子胀痛，而且还腹泻，那我们就用皮肤针敲打中脘穴和天枢穴，每次敲打100~200下，敲到穴位局部的皮肤发红就可以了。

肚痛医腿——足三里穴

腿上用来治疗腹痛的穴位很多，其中最主要的是足三里穴。有人可能会有疑问：这肚子疼痛怎么会用腿上的穴位来治疗呢？这是因为人体的经脉是循行全身的，而胃经是从头走到脚的，在腹部就要经过胃脘部。足三里穴是胃经在下肢的主穴，直接与胃相关，它的主要治疗作用就在于治疗包括胃、脾、大肠、小肠、肝、胆、胰腺在内的各种消化道病症。故针灸学中自古就有"肚腹三里留"的经验总结。这里所说的"肚腹"是重叠句，就是泛指一切消化系统疾病。足三里穴治疗腹痛，还是在于它的调和脾胃、通调腑气功效。腑气得通，腹痛自除。所以临床上常用足三里穴来治疗各种各样的消化系统疾病，虚实都可以取用。

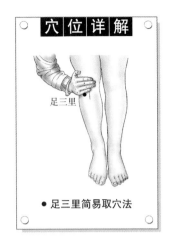

穴位详解

足三里

● 足三里简易取穴法

足三里穴在外膝眼正中点直下 3 寸、胫骨前嵴外侧旁开 1 中指宽。如果是有消化系统病变的人，按压这个位置时一般会有明显压痛。

我们对足三里穴可以用大拇指按压法，也可以用中指按揉法，还可以用拳头捶击法或用皮肤针敲打，每次敲打少则五六十次，多则一两百次，具体次数可以根据病人的病情和体质来决定。如果是虚寒型的腹痛，还可以用艾条来灸足三里穴。有的病人特别敏感，刺激一会儿足三里穴，他的肚子就会"咕咕"作响，就是穴位治疗已经发挥作用了。

真　验　案

暴饮暴食，半夜剧痛

有一次我在针灸门诊上，遇到一个青年女性带着她六七岁正在剧烈腹痛的孩子来看病。问病史的时候，年轻的妈妈说：孩子昨天过生日，于是给孩子做了很多从小就喜欢吃的美味。吃晚饭的时候孩子风卷残云、狼吞虎咽，结果吃撑了。饭后刚开始的几个小时还没事，只是感觉撑得难受，睡到半夜时突然就肚子疼起来了，还兼有上吐下泻。这显然是暴饮暴食伤及胃肠，于是我就给孩子以顺时针方向按揉了中脘穴，针刺了足三里穴，每个穴位治疗 15 分钟左右，孩子的腹痛很快就好了。

中医经典《黄帝内经》中有这样一句话"饮食自倍，胃肠乃伤"，就是说吃的东西超过正常饭量的好几倍，就会伤及胃肠。所以，我想提醒读者朋友们，一定不要暴饮暴食。特别是做家长的读者们要记住，一定不能让小孩一次吃过多好吃的东西。现在美味的食物太多了，不能任由孩子一次吃个够，要让孩子从小就养成饮食有节、少吃多餐、呵护胃肠的好习惯。

治不如防，传些小经验

前面我已经说过，受凉和暴饮暴食都会伤及胃肠道从而引起腹痛，那么我们在日常生活中，特别是治疗期间，就要注意腹部的保暖和饮食的节制。中医分析腹痛的原因时，会有饮食不节这个病因。中医讲的"饮食不节"其实有两层含义，一是指吃东西要有节制，二是指吃的东西要保证清洁卫生。大家平时注意饮食有节，腹痛发生的概率就会大大降低了。

治疗腹痛还有一些小食疗经验，我在这里跟大家分享一下。烤焦的馒头（面包）有助于消化，可以用烤焦的馒头（或者是面包）来帮助消化。方法是：把馒头（面包）切成片，烤焦以后碾成粉末，再加一点白糖，每天吃2~3次，每次吃1~2勺，这样有利于胃肠功能的改进，吃撑的引起的腹痛也会减少。

第二个小经验，就是用一定量的生姜或者干姜煎水喝。生姜一般用10克，如果是干姜就用5克，因为干姜发散的力量要大一些。用姜熬水后，再加点红糖服下。适用于虚寒性腹痛的病人，胃肠虚寒的朋友们不妨试一试。

十八、都是闹肚子 虚实要分清

有一次我和一位老师一起监考，他说他今天闹肚子了，监考的第一节课就跑出去上厕所好几趟。我说，你不是抽烟吗？告诉你两个穴位，一个三阴交，一个申脉穴（足外踝高点下四陷中），你用香烟灸灸看。结果，他灸了几分钟，腹泻就止住了，第二节课就能正常监考了。在国外（比如法国）没有艾条的地方，人家也是用香烟或棉花代替艾绒来施灸的。

每个人都可能会有腹泻的经历，吃多了东西，或者肚子受了凉，都有可能引起腹泻。虽然大家都出现过腹泻，但是我们必须明白一点，就是腹泻也是分很多类型的，症状虽然都是腹泻，但是病因不同，涉及的脏腑不同，治法也就有所不同。

"泄"和"泻"的不同

中医将腹泻分为急性和慢性两种。急性腹泻用"泻"字表示，发病很急，气势磅礴、一泻千里。一般都是因为暴饮暴食、进食不洁，或吃了生冷的食物，或者是腹部感受寒邪引起的。表现为大便次数明显增多，而且伴有肠鸣、肚子胀痛，大便清稀甚至水样便，夹杂着大量没有（完全）消化的食物。如果不及时、正确地治疗，或者腹泻反复发作，时间久了，最后就可能会导致慢性腹泄。腹泻时间长了，人的身体就会变得很虚弱。

慢性腹泄用"泄"字表达，多是由急性腹泻演变而来，一般病势比较缓慢，腹痛、腹泄的程度都比较轻，大便次数较急性腹泻少，以清稀软便为主。

慢性腹泄与脾和肾的关系最为密切，脾气不足、脾阳虚；情志不调，肝木克伐脾土；或者肾阳亏虚，都会引起慢性腹泄。有一种老年人容易犯的慢性腹泄——"五更泄"（"更"是古人计时的方法，五更相当于现代时间近清晨五点钟），病人每天清晨五点左右就会感到腹部隐隐作痛，肠鸣音亢进，必须起床上厕所，大便后肚子痛就会好了。"五更泄"非常影响老年人的健康，清晨五点钟左右，正是人们睡得香甜的时候，他们却不得不起来如厕排便。"五更泄"不但影响睡眠，而且长期腹泻会让老人们的身体变得虚弱。"五更泄"是由肾阳虚、命门火衰引起的，病位在肾。这种情况如果我们只单纯地治胃肠，虽然也会有一点点效果，但是不能从根本上根除"五更泄"，因为没有针对它的本质病因。一定要温肾阳、补益命门真火，才能从根本上治愈"五更泄"。

素体脾胃虚弱的人也容易发生慢性腹泄，一般这类型的病人是由于脾胃功能差，不能正常运化水谷而引起的；病人还会伴有精神疲乏、食欲不振、少气懒言、面色萎黄、形寒肢冷等症状。

用穴位治疗腹泻时，一定要分清腹泻的类型再治疗。是属于急性腹泻，还是慢性腹泄？如果属于慢性腹泄的话，那么是由脾虚造成的，还是由肾阳虚造成的？只有明确自己腹泻的病因，我们才能做到治疗时有的放矢。

治腹泻常用穴
——中脘穴、天枢穴、足三里穴

治疗腹泻常用的穴位有中脘穴、天枢穴和足三里穴这3个穴位，根据我的经验，用这3个穴位就能基本上解决腹泻的问题了。我感觉不管是从病的角度，还是从症的角度来讲，穴位按摩都应该是治疗腹泻的首选方法，可以暂时先不要吃药、打针。如果能学会并用上这里讲的穴位治疗法，今后治疗腹泻不但会省很多时间，而且还会省很多钱，最主要的是能够治好病，何乐而不为呢？

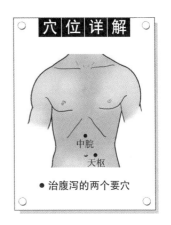

穴位详解

中脘
天枢

● 治腹泻的两个要穴

中脘穴就在胃脘部，心口窝与肚脐连线的中点（脐上 4 寸）。中医很早就认识到了大肠、小肠和胃的关系密切，治胃也能调理六腑的功能，可以说中脘穴是治疗六腑病的枢纽穴，所以中脘穴是一个治疗"腑"病的重要穴位，针灸学中谓之"腑会中脘"，意思是说，六腑都同中脘相会，刺激中脘穴，就能解决六腑的病症。

腹泻几乎都会伴有腹痛，我们可以通过按揉中脘穴来通调腑气，可以用拇指或中指点揉中脘穴，也可以用掌根摩揉法。除了可以用以上两种按摩方法，还可以中脘穴为中心来做圆圈式摩腹，但是摩腹时要分清顺时针和逆时针，因为方向不同，治疗作用也各异，甚至作用相反。如果病人是便秘，那么就要顺时针方向摩腹，加快胃肠蠕动，从而促进排便；如果病人是肚子疼痛，一天大便五六次，而且都是水一样的大便，那么我们就要做逆时针摩腹。

如果病人属于虚寒性腹泻，比如是因为感受寒邪，或吃了生冷的食物导致的腹泻，抑或是脾胃虚寒导致的腹泻，那么我们最好是用艾条灸、隔姜灸、艾灸盒灸中脘穴，拔火罐效果也不错。如果病人属于实证的腹泻，那就可以用皮肤针反复地敲打中脘穴。

天枢穴在肚脐眼旁开两寸的地方，急性腹泻用指压法或掌摩法，按摩的力度要大一些；也可以用皮肤针敲打天枢穴。如果病人是慢性腹泄，我们最好是用灸法、拔火罐，或者是用热水袋敷到天枢穴上，当然，平时自己轻轻地按揉天枢穴也有一定的治疗作用。

"肚腹三里留"，止腹泻离不开足三里穴。足三里穴在我们的外膝眼下 3 寸的位置，我们可以将自己大拇指以外的 4 个手指并拢，食指关节放在从外膝眼正中，小指在下，往下这样量出来的分寸就是 3 寸；再摸到小腿前面的胫骨最高点下缘，外侧旁开一横指（中指）宽就是足三里穴了。急性腹泻采用中指或拇指点压、按揉法，握拳捶打法，艾灸法、皮肤针叩刺都是可行的；慢性腹泄以艾灸法、指压按揉法最为理想。每次每侧穴位按压、艾灸 3~5 分钟，至局部皮肤发热、发红为止，每日 2 次。慢性虚寒腹泄，平时应该将艾灸足三里穴作为主要防治措施，以减少发作，促进康复。

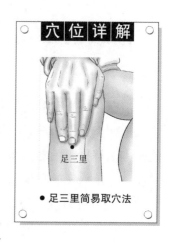

穴位详解

● 足三里简易取穴法

治"五更泄"的主穴——关元穴、气海穴

前面我们已经讲过，"五更泄"主要是肾阳亏虚、命门火衰造成的，所以我们取穴时，要用一些有温肾助阳作用的穴位，比如关元穴、气海穴、命门穴和肾俞穴这 4 个穴位，都是很好的温肾助阳的穴位。

关元穴在腹部正中线脐下 3 寸，也就是脐下 4 横指的宽度，是一个强壮要穴，临床上常用它来温补肾阳；气海穴在腹部正中线脐下 1.5 寸，也就是关元穴与肚脐眼连线的中点，因为关元穴是人体元阴、元阳的交汇之所，气海是人体下焦之气（肾气）汇聚的地方，所以这 2 个穴位都是治疗"五更泄"的主穴。

中医学认为：两肾之间谓之命（门），它是一个储藏肾阳之火的部位，命门穴就是一个专补肾阳的穴位。我们如何找准命门穴呢？命门穴在第 2 腰椎下面的凹陷中，大约同我们的肋弓下缘或者肚脐的水平线相平齐。如果觉得直接找肋弓下缘或肚脐不太方便，也可以先找到构成盆腔的髂棘，也就是我们平常所说

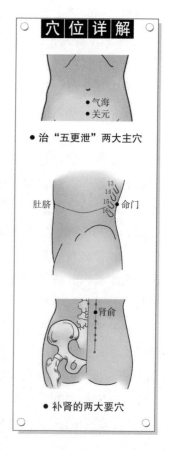

穴位详解

● 治"五更泄"两大主穴

13
14
肚脐
15 ● 命门
16

● 补肾的两大要穴

肾俞

的"胯骨",两边髂棘的水平;两边髂棘的水平连线是通过第4腰椎的,我们便可以从第4腰椎往上推2个腰椎,就能顺利地找到第2腰椎下的命门穴了。

命门穴旁开1.5寸的地方就是肾俞穴,肾俞穴是肾的背俞穴,也有很好的补肾作用。

"五更泄"是肾阳虚导致的腹泻,所以对上述穴位我们最好都用艾灸法,特别是那种"隔附子饼"灸法,针对性更强。把中药附子切片后研为粉末,用生姜汁或蜂蜜调成糊状,做成直径约2厘米、厚2~3毫米的小圆饼,用针或牙签穿刺若干小孔,置于穴上,上面再加小艾炷施灸,每个穴位灸5壮(个)左右,每日1~2次。

如果没有条件实施艾灸法,也可以将双手搓热。叠加在一起用手掌或掌根按揉气海穴、关元穴,全掌横向搓擦命门穴和肾俞穴的水平线,或者直向搓擦两侧肾俞穴,每个部位5分钟左右。既可以治疗"五更泄",又能起到强身健体、延年益寿的作用。

捏脊治疗小儿腹泻

对于小儿腹泻,我要重点推荐小儿推拿中的"捏脊疗法"。捏脊是利用腰背部脊椎两侧的夹脊穴治疗厌食、纳差、腹泻、消化不良、小儿疳积等最具特色、疗效最为明显的方法。

捏脊疗法具体有二指捏法和三指捏法两种手法:

1. 二指捏法:让患儿俯卧,裸露其腰背部。然后父母(做手法的人)用双手拇指、示指(拇指伸直、示指弯曲紧贴拇指)沿患儿背部脊柱从尾骶骨两侧开始,由下而上沿直线向上提捏夹脊穴(先把皮肉拉起来,然后松开,如此一捏一放地向上移动)。

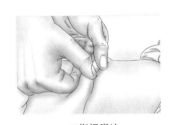

● 二指捏脊法

注意每次在经过大肠俞穴(第4腰椎下旁开1.5寸)、胃俞穴(第12胸椎下旁开1.5寸)、脾俞穴(第11胸椎下旁开1.5寸)时,都要停留片刻,并将穴位处的皮肉向上提3~5次,起到重点刺激的作用,一直捏到第7颈椎下大椎穴两侧为止,反复操作3~5遍。

2. 三指捏法:让患儿俯卧,裸露其腰背部。父母(做手法的人)将双手拇指与示指、中指呈撮捏状，沿患儿背部脊柱从尾骶骨两侧开始，由下而上直线向上提捏夹脊，每次在经过大肠俞、胃俞、脾俞穴时，也都要停留片刻，并将穴位向上提3～5次，一直捏到第7颈椎下大椎穴两侧为止，反复操作3～5遍。

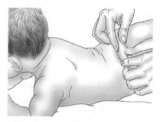

● 三指捏脊法

真 验 案

贪吃成"泻"的炊事员

我在临床用针灸方法治愈腹泻的实例屡见不鲜。有一年的夏天，我们单位的一位炊事员周某随同我们一起下乡巡回医疗。那时农村的生活条件比较艰苦，作为炊事员，他就难免"多吃多占"了。有一段时间，他连续好多天腹痛、拉肚子，只愿意吃药，不愿意接受针灸治疗，将近1个星期也没有好。后来因为他要到比较远的集市去买菜，怕路上出"洋相"，只好硬着头皮让我针灸。我在他肚子上的中脘穴、天枢穴拔了几个火罐，在腿上的足三里穴扎了2根针，事后他就带着两个学生出发了。神奇的是，他坐车上集市买菜来回大半天时间竟然没有出现腹痛，也没有再拉肚子。从集市回来他还向我"交代"，为了"检验"针灸的真实效果，在集市上他还故意给学生买了两个很容易引起腹泻的香瓜，自己也"顺便"品尝了一个，结果没事。事后他还跟我的学生们说："服了！针灸真的是个好东西，你们要好好学习、掌握它啊！"

饮食有节、生活规律和精神调节对腹泻的康复具有重要意义。腹泻急性期要绝对禁食（即所谓"饥饿疗法"），平时饮食要（清）"洁"，更要有"节"（制），定时、定量，不要暴饮暴食。而且胃肠不好的朋友一定要记住，忌食腐败、被污染以及生冷油腻、辛辣刺激性的食物，以确保我们的"后天之本"不受伤害，让你永远拥有一个健康的胃。忍一时的口腹之欲，保护好肠胃，才能在以后的岁月里尽享天下美食，充分享受美好的人生！

不该逝去的生命

令人不解的是，对于针灸、指压、按摩这么简单易行、安全有效、没有不良反应的疗法，许多人却不愿意接受。

我大学毕业后，曾经在学校附属医院的肿瘤科工作了 1 年时间。我负责的病人中有一位刚满 30 岁的县委组织部部长，原来他患了痢疾，不愿意接受针灸治疗，坚持要用当时治疗痢疾的特效药氯霉素。吃了半个月的药，痢疾是治好了，但同时患上了再生障碍性贫血（这是氯霉素的主要不良反应之一，可以说是仅次于白血病的严重血液病）。结果，不到 3 个月，他就失去了自己年轻的生命。

不知大家同意吗——对于一个胃肠功能本来就不好的人来说，与其选择吃药的方式进一步伤害它，倒不如先选择针灸、穴位按摩、艾灸这样的温和的外治法来调理它、保护它！

火车上以指代针止急腹泻

这里再说个好友湖北中医药大学陈国权教授和张勇医生的真实故事。

1992 年 10 月上旬，陈国权教授、张勇医生在贵阳开完一个国际中医研讨会，准备返回武汉。但车票十分难买，会务组竭尽全力只买到一张无座票。上车后几经周折，总算找到了乘务员值班室门口的一个可收可放的活动座位。不久发现，值班室的女乘务员频频上厕所，每次如厕后许久方出来，估计是在拉肚子。

询问后得知，女乘务员当天吃早餐后不久即腹部不适，继之发胀伴呃逆，随后出现腹痛、肛门坠胀，每次腹痛后必须马上如厕，但粪便量极少且不畅快，肛门坠胀难忍，每次蹲 20 分钟左右，便后十分困倦。约 20 分钟又欲如厕，如此反反复复拉了七八次，痛苦万分。

两位医生见状毛遂自荐，为其诊治。因身上没有带针，就以指代针，重力按压其双侧手腕内侧的内关穴、肚脐两边的天枢穴、膝关节下的足三里穴。在连续为其按压近 1 小时的过程中，她居然没有提出来上厕所。直至火车到达武昌站，也未再大便。腹痛、腹胀、里急后重等主要症状逐渐消失，饥饿欲食，精神好转。

几十年临证实践证明，内关、天枢、足三里三穴对大便异常（腹泻或便秘）确有双向调节之功，而且其远期疗效也很巩固。一年以后再见到那位乘务员时，她说从那以后就再也没有拉过肚子了，深感神奇。

真 验 案

笔者自己闹肚子

2014 年 3 月，我应长春生修堂高峰院长的邀请讲学并坐诊，顺便出席他们医院举行的"纪念第 85 届国医节"活动。其间，院方自然是盛情招待。我有些不适应这样的饭局，更不会饮酒，吃了两餐后便闹起肚子了。按照我自己的习惯，就自己给自己按摩中脘、梁门、天枢穴，针刺足三里、三阴交穴，三餐只简单地吃点稀饭或面条。每天照常讲学坐诊，休息时就在房间治疗，2 次就完全好了。

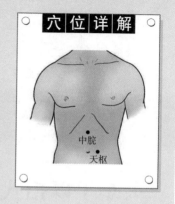

穴位详解

中脘
天枢

十九、便秘也有虚实之分

我在湖北中医学院附属医院针灸科病房工作期间，有一位从湖南过来住院的病友，年近六十，多年来大便困难。病人偏胖，经常口干，但不大爱喝水，爱喝酒、吃肥肉；舌偏红、苔黄腻，脉细弦而数。第一次治疗，我按阴虚火旺的诊断，养阴清热、增水行舟（补水、增液，推动肠道中的粪便下移），这跟江河中水多则船行、水少则船停的道理一样。先让其俯卧，在腰骶部涂擦按摩油，从上往下反复推擦五六分钟；而后再翻身仰卧位，针刺内关透支沟、丰隆、阴陵泉、三阴交、太溪、复溜、照海等穴，计划留针30分钟，每隔三五分钟就捻捻针。还没有到取针的时间，他就喊道：医生，医生，我有便意了，赶快取针，我要上厕所！由于针刺效果好，他只住了一个星期就出院了。

便秘是指大便秘结、排便周期或时间延长，或虽有便意但排便困难的病症，可见于多种急、慢性疾病中。相当于西医学中的功能性便秘、药物性便秘、肠易激综合征、直肠及肛门疾病、内分泌及代谢性疾病以及肌力减退所致的便秘等。

按压之外还可脐疗

本病病位在肠，但与脾、胃、肺、肝、肾等功能失调均有关联。外感寒热之邪、内伤饮食情志、阴阳气血不足等均可使肠腑壅塞或肠失温润，大肠传导不利而产生便秘。

穴位按压宜通调腑气、润肠通便，取腹部天枢、大横、上肢支沟，下肢上巨虚、下巨虚、照海。

脐疗可取生大黄、芒硝各 10 克，厚朴、枳实、猪牙皂各 6 克，冰片 3 克。共研为细末，每取 3～5 克，加蜂蜜调成糊状，敷贴于神阙穴，胶布固定。2～3 日换药 1 次。

其他简易疗法：大黄粉适量，温开水冲服代茶；番泻叶适量（由小量逐渐加大），冲服代茶。

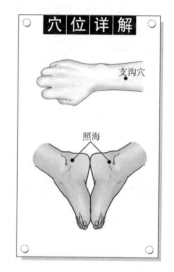

穴位详解

支沟穴

照海

赤手空拳也能救人

以下是我的好友湖北中医药大学陈国权教授的真实经历。

1989 年 9 月 10 日，陈教授应邀去河南安阳脉管炎医院出专家门诊。当时乘坐武昌至北京的火车，刚过郑州不久，突然听到广播中通知："列车上有位乘客突然发生剧烈腹痛，乘客中如果有医生请尽快到广播室来！"陈教授左右为难：我虽然是医生，但却是一位"赤手空拳"的中医，赶去何用？况千余旅客中，难道只我一位医生吗？故没有响应。

大约 30 分钟后，列车长与乘警架着一个人缓慢而艰难地走过。陈教授顺便问了一句：这是不是刚才广播里说的病人？列车长和乘警几乎异口同声、迫不及待地问：你是医生吗？不由答复，就将病人放到座位上，他只好硬着头皮接招。

经询问，病人腹痛、腹胀，而且已经好几天没有大便了。待陈教授进行腹部按诊时，发现他腹痛拒按，腰也不能弯，脉跳得比较快，舌红、苔黄厚。综合观之，属于中医学"腹满""便秘"（实症），与西学"不完全性肠梗阻"高度相似。

病证、诊断都清楚了，但陈教授身上连一根银针都没有，无奈只好以手指代针了。他用双手的拇指、食指强力按压病人双侧手腕内侧的内关穴，肚脐两边的天枢穴（属于胃经专门通调大肠腑气的穴），同时还按压双侧足三里穴（同属胃经），反复施术。经过大约 30 分钟不间断按压，病人居然有了便意，立即如厕，大便一通，腹痛、腹胀渐减渐消，原想在汤阴站下车看急诊的计划也就没有必要了。

学员和弟子的收获

南京华夏老年大学中医养生班的学员朱丽凤，女，63 岁。她在 2019 年 12 月 6 日在微信群里分享到：最近老是咳嗽，大便也不顺畅，按肺和大肠相表里的通便理论操作相关穴位，未见效果；又上医院请医生开中药服用，仍不见效。次晨，偶然摸到左脚内踝后往上这一段（相当于太溪穴与复溜穴之间）很痛。想起肾也主前后二阴和大小便、经络不通，再说打针吃药也没有用，于是就用刮痧板刮这一段。没想到过一会儿就有了便意，如厕痛快顺畅地大便了，顿时身心舒服轻松。

厦门凯德医院弟子宋美扬医师曾接诊 65 岁的郑女士，以排便难、腹胀满 1 月就诊。诉曾用理气消滞中药调理，非但无效，反而越发食欲差，饮食不下，大便秘结。查其面色萎黄暗淡无光，舌苔淡苔薄，三脉均沉细无力，尤以右侧寸关脉为甚。考虑为气血不足、脾虚不能运化，治当补益气血、健运脾胃。首次治疗，针灸取章门、中脘、天枢、足三里，辅以当归养血汤加减：黄芪 30 克，炒麦芽 20 克，神曲 10 克，当归 6 克，3 剂，水煎服，每日 2 次。治疗后大便泻下数次，腹胀去之大半，食欲明显改善。二诊效不更方，针灸、药物同前。又排出部分大便，胀满顿消。后期嘱饮食调摄，病向痊愈。

二十、急慢性「淋证」都可穴位治

尿路感染又称"泌尿系感染"，是由病原菌侵犯泌尿系统而引起的炎症性病变。临床分为上泌尿系感染（肾盂肾炎及输尿管炎）和下泌尿系感染（膀胱炎或尿道炎），均属于中医学"淋证"（非"淋病"）的范畴。

中医学认为：外感湿热或多食辛热肥腻，酿湿生热，下注膀胱，气化失司，水道不利；房劳过度，肝肾阴亏，阴虚火旺，下迫膀胱；或久淋不愈，脾肾阳虚，脾虚则中气下陷，肾虚则下元不固，而致小便淋沥不已，遇劳即发。

尿路感染有哪些表现

尿路感染以尿频、尿急、尿痛等"膀胱刺激征"以及排尿异常、腰痛为主症。尿常规检查可见脓细胞增多。

1. **膀胱湿热**：排尿困难，尿道口有灼热感，小便黄赤，腰部疼痛拒按，口干苦，苔黄腻，脉滑数。

2. **气滞血瘀**：小便不畅，尿频、尿急、尿痛，尿色暗红或夹血，腰部胀痛或少腹刺痛，舌质紫暗或有瘀点、瘀斑，脉细涩。

3. **肝肾阴虚**：尿频，尿痛，涩滞不畅，劳累后加重，腰背酸痛，低热盗汗，手足心热，口燥咽干，舌红、少苔，脉细数。

4. **脾肾阳虚**：尿频，小便淋漓或尿有白浊，遇劳而发，肢体倦怠，腰腿酸软，面足浮肿，纳差腹胀，大便溏薄，舌淡、苔白，脉沉细无力。

针灸治疗常规方法

病程不久的新病以膀胱湿热、气滞血瘀为多，治以清利湿热、行气活血，比较适宜于针刺，而不太适合于灸法；病情日久的脾肾阳虚者温补脾肾，针灸并用；肝肾阴虚者养肝益肾，以针刺补法为主，阴虚必有火旺，故不宜多灸。

处方：中极穴、肾俞穴、膀胱俞穴、三阴交穴、阴陵泉穴。

中极穴属于任脉，位于小腹部膀胱区，也是膀胱各种病变的反应区，主治各种膀胱病症，尤其对泌尿系感染、清热解毒、化湿止痛作用甚强；三阴交穴、阴陵泉穴均属于脾经，也是擅长清利湿热之邪而调理膀胱；肾俞穴补益肾阴肾阳，调理小便；与膀胱俞穴合用为表里同调，主治一切泌尿系统病症。

针刺中极穴时应先排空小便，防止刺破膀胱，针感要求向前阴放射。腰骶部的腧穴可适当深刺，中强度刺激，使针感向会阴部放散。

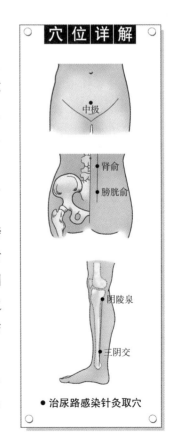

穴位详解

- 中极
- 肾俞
- 膀胱俞
- 阴陵泉
- 三阴交

●治尿路感染针灸取穴

三五分钟一次小便十余年

1992 年 5 月，我遇到一位严重泌尿系感染且久治不愈的女病人武××。她，51 岁，退休工人。患尿频、尿急、尿痛十余年，轻则一天小便三十余次，重则每隔三五分钟 1 次，昼夜小便难计其数，白天随时随地都可能会要上卫生间。因此，她十年前就不能工作了，也不能上街了。万一有急事要上街或去单位办事，就得让老公事先"侦查"好一路上的厕所，用自行车带着她按有厕所的路线走。因为说要上厕所就要上的急迫，她晚上也不能脱衣服睡觉，只能穿着衣服靠在床上打盹。

生病十余年来，武××非常痛苦。每次尿量 20～50 毫升，色黄、混浊不清，排尿不畅，有时点滴而下，淋漓难尽，伴小腹胀痛，排尿时尿道灼热、刺痛。曾在多家医院诊治，作尿培养、妇科检查均属正常，小便化验偶有白色黏膜脱落，脓细胞（＋），诊断为慢性膀胱炎、间质性膀胱炎、尿道综合征。西医以磺胺、呋喃坦丁（呋喃妥因）等抗生素治疗无效，1% 克罗宁尿道灌注，效果也不明显。中医以清利膀胱湿热的八正散、知柏地黄汤治疗，收效甚微；而以补肾、收敛之剂，或投以中成药金樱子膏、缩泉丸、金匮肾气丸等，反使症情加重。

我看病人精神尚可，面部色泽佳，舌苔薄白、舌质淡红，脉弦细，辨证属本虚标实、下焦湿热为主。针刺取会阴穴（前后二阴之间正中）、曲骨穴（下腹部正中线，脐下 5 寸）、中极穴、关元穴（下腹部正中线，脐下 3 寸）、三阴交穴、太溪穴（足内踝高点与跟腱之间凹陷中）、太冲穴（足背第 1、2 跖骨之间）、阴陵泉穴透阳陵泉穴，泻法，并于会阴穴、曲骨穴、阴陵泉穴处接 G-6805 输出电源，选择疏密波或断续波，每日 1 次，每次留针时间以病人出现尿意为止。

首次治疗，留针 20 分钟，病人即急呼取针，如厕小便。当日小便情况变化不大。第 2 次治疗，留针延长至 30 分钟，取针后白天小便次数减少，约 30 分钟 1 次，夜晚小便次数明显减少，近 1 小时 1 次。第 4 次治疗后，留针时间可达 40 分钟以上，昼夜排尿次数进一步减少，排尿已无尿道灼热刺痛之感，仅排尿结束时尚有轻微不适。前后针刺治疗共 9 次，尿频、尿急、尿痛完全消失，白天小便可控制在 1 小时左右 1 次，夜晚则可达 2 小时 1 次，病人能放心安睡了。

针刺治急性尿感也有效

　　女病人张××，62岁，早些年我在南京市中医院针灸科专家门诊为其治疗双膝关节疼痛。治疗期间她问我：针灸能不能治疗尿频、尿急、尿痛？我说完全可以，而且效果还很不错。她说她自己近几天不知道是不是辣椒吃多了，不明原因突然出现上述病况，尿量短少，排尿困难，尿色深黄近乎红色，小便过程中尿道有灼热感，且伴有轻微低热、全身疲软无力、食欲下降。自诉无泌尿系结石病史，也无明显腰痛。我当时就顺便给她针刺了水分穴（任脉穴，脐上1寸）、中极穴、曲骨穴、水道穴（胃经穴，关元穴旁开2寸）、三阴交穴、阴陵泉穴等穴，刺激偏强，并上了电针治疗仪刺激近1小时。嘱其回家后多饮温开水。第二天复诊时，张××说症状明显好多了。后又如前法治疗3次而愈。

经验之谈：疗效评价和注意事项

　　针灸治疗泌尿系感染有显著的疗效，对急性下泌尿系感染（膀胱炎、尿道炎）不仅能很快地控制炎症，缓解尿频、尿急、尿痛等尿路刺激症状，而且能较快使小便培养转阴。但对肾盂肾炎则疗效欠佳，应配合中西医药物治疗。

　　针刺治疗过程中，病人饮食宜清淡，每天应多饮水、多排尿，注意休息，节制房事，注意会阴部的清洁，特别是女性病人。

二十一、
针灸加脐疗
小便自然通

　　小便不通，中医叫"癃闭"，西医称"尿潴留"，是指尿液排出困难。其中，轻者小便不利、点滴而出为"癃"；重者小便不通、欲解不得为"闭"，统称为"癃闭"。多见于老年男性、产后妇女及手术后病人。

　　本病的病位在膀胱，膀胱气化不利是导致本病的直接原因。而膀胱的气化又与三焦的气化密切相关，其中尤以下焦（肾气）最为重要。造成膀胱和三焦气化不利的具体原因多为湿热下注、肝郁气滞、尿道阻塞和肾气亏虚。

小便不通的临床表现

小便不通以排尿困难为主症，轻者小便不利、点滴而下；重者小便不通、欲解不能。常伴小腹胀满、疼痛不适，病情严重时可见头晕、心悸、紧张、焦虑、恐惧、喘促、浮肿、恶心呕吐、视物模糊，甚至昏迷抽搐等尿毒内攻症状。

1. **湿热下注**：小便量少难出，点滴而下，严重时点滴不出，小腹胀满，口苦口粘，口渴不欲饮，大便不畅，舌红、苔黄腻，脉沉数。

2. **气滞血瘀**：小便不通或通而不畅，小腹胀急，胁痛，口苦，苔薄黄，脉弦。

3. **瘀浊闭阻**：小便滴沥不畅，或时而通畅时而阻塞，小腹胀满疼痛，舌紫暗或有瘀点，脉涩。

4. **肾气亏虚**：小便不通，或滴沥不畅，排出无力，腰膝酸软，精神不振，舌淡，脉沉细弱。

尿常规、X 线、B 超、CT 等检查有助于本病的诊断。

穴通小便有讲究

1. **治则**：调理膀胱、行气通闭；湿热下注、肝郁气滞、瘀浊闭阻者以针刺为主；肾气亏虚者针灸并用。

2. **处方**：关元穴（下腹部正中线脐下 3 寸）或中极穴（下腹部正中线脐下 4 寸）、肾俞穴（腰部，第 2 腰椎棘突下旁开 1.5 寸）、膀胱俞穴（骶部，第 2 骶椎棘突下旁开 1.5 寸，平第 2 骶骨孔）、三阴交穴（足内踝最高点直上 3 寸，胫骨后缘）、阴陵泉穴（膝关节内下方高骨下凹陷中）透阳陵泉穴（膝关节外下方，腓骨小头前下方凹陷处）。

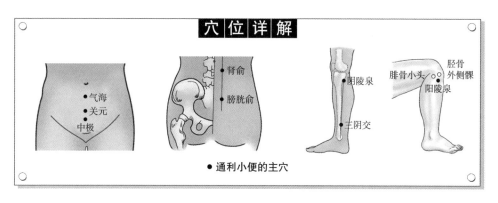

穴位详解

气海
关元
中极

肾俞
膀胱俞

阴陵泉
三阴交

胫骨外侧髁
腓骨小头
阳陵泉

● 通利小便的主穴

3. **加减穴**：湿热下注加合谷穴（手背第1、2掌骨之间，略靠第2掌骨的中点）清利湿热；肝郁气滞加太冲穴（足背第1、2跖骨之间结合部前方凹陷中）疏理气机；痰浊阻塞加丰隆穴（外膝眼正中与足外踝正中连线中点）化瘀散结；肾气亏虚加肾俞穴（腰部，第2腰椎棘突下旁开1.5寸）、太溪穴（足内踝正中与跟腱水平连线正重点凹陷中）补肾利尿。

4. **操作**：针刺中极穴时针尖向下斜刺，以免伤及膀胱，也可以轻柔地旋按、艾灸或施行热敷法；其他穴位均常规针灸。

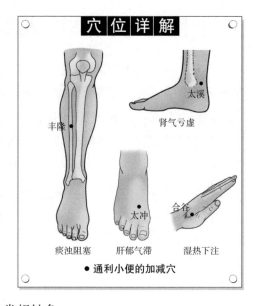

穴位详解

太溪

肾气亏虚

丰隆

太冲　　合谷

痰浊阻塞　　肝郁气滞　　湿热下注

● 通利小便的加减穴

真验案

3天不尿，贴脐尿出3升多

1975年9月的一天，湖北中医学院附属医院内科收治了1名因家事肝气郁结，先排尿不畅、后3天完全无尿的青年男性病人。病人下腹部膀胱区高度隆起、胀痛不适，高度紧张，烦躁不安，不敢喝水、服药和吃饭。令人不可思议的是，膀胱里面那么多的尿液，导尿竟然导不出尿来。

我们医院的黄绳武名老中医用葱白1根、田螺肉2只（捣烂），加冰片、麝香极少许，混合诸药，敷肚脐（神阙穴）；同时配以中药黄芪、桂枝、黄柏、牛膝各适量（黄芪、桂枝温阳化气，黄柏清利下焦湿热，牛膝引导药性下行），浓煎小半碗药汁，嘱病人即时服下。

开始病人说什么也不肯喝药，因为肚子胀痛得难受。后经老中医不断解释，说只要服了这一点点浓煎的中药，很快就会小便的，病人才很不情愿地、万分紧张地喝下去了。5分钟后，病人即开始第一次小便，尿量接近400毫升。15小时内，病人排尿8次，尿量3000多毫升。

敷脐疗法的妙用

敷脐疗法，简称"脐疗"，是将有关中药加工后填敷在肚脐（神阙穴）上防治疾病的方法。治疗小便不通，先将细食盐炒黄，待冷后放于神阙穴填平，再用葱白2根捣烂，做成0.3厘米厚的小饼置于盐上，置艾炷于葱饼上施灸，至温热入腹内，有尿意为止；还可以用大田螺1只、葱白1根，捣烂如泥，加麝香、冰片各少许，敷于肚脐之上。一般5～10分钟即可见效。

经验之谈：注意事项

针灸治疗癃闭效果是满意的，如果治疗过程中能配合小腹部热敷，能提高通便效果。若膀胱充盈过度，经针灸治疗1小时后仍不能排尿者，应及时采取西医导尿措施。

癃闭病人往往伴有精神紧张，在针灸治疗的同时，应予以关心和心理疏导，消除精神紧张。治疗过程中嘱咐病人配合做腹式呼吸，或收缩肛门（古代谓之"撮谷道"），或反复作腹肌收缩、松弛的交替锻炼。

小便不通出现哮喘、神志昏迷现象时，应采取中西医综合治疗和急救措施。

二十二、
穴位治痛经
轻易能搞定

　　痛经是困扰很多女性朋友的一个普遍问题，它随着月经的周期而出现。虽然每个人痛经的轻重不同，但是都会影响女性的工作、生活和健康。

　　很多人有自己缓解痛经的方法：有的针灸治疗，有的吃止痛药，有的喝姜糖水，有的干脆就不管不顾、强作欢颜了。但是，女性朋友一定要知道一些关于痛经的常识，因为痛经与女性的健康息息相关。

分辨实证痛经和虚证痛经

中医学将痛经分为寒湿闭阻型、气滞血瘀型和气血不足型三种情况，前二者属于实证，是因为经脉不通、气血瘀阻导致的"不通则痛"；后者属于虚证，则是由于气血供应不足，也就是说子宫失去了润养、经脉空虚导致的"不荣则痛"。因此，对于痛经是需要辨证治疗的。

造成实证痛经的直接原因大多是女性在日常生活中特别是经期感受寒凉、淋雨，或涉水；再就是有些女性平时特别爱喝冷饮、吃一些过于寒凉的食物，这种不良的饮食习惯也会导致寒邪内凝，这样就会使寒邪内伏子宫，导致寒湿闭阻性痛经。气滞血瘀型痛经多由经期情绪不畅、常常与人争吵、生闷气，肝气郁结，进而气滞血瘀，导致痛经。

我们已经知道痛经有实证和虚证之分，那么如何判断自己是属于实证痛经，还是虚证痛经呢？下面我就给大家详细讲讲判断的方法。

实证的痛经常发生在月经来临之前或者是月经期间。寒湿闭阻型痛经病人有感受寒凉病史以及偏食凉性食物的习惯，腹痛较重，且腹部喜欢温暖、热敷，病人会拿个热水袋敷小腹部，得热痛减。

气滞血瘀型疼痛的轻重与情绪好坏密切相关，且痛有定处，拒按。因为是血脉瘀阻导致的疼痛，所以随着月经的临近，腹痛就会开始发作了，有的甚至在月经前3~5天就开始出现小腹疼痛了，还会连及腰部、胁肋和乳房。疼痛程度比较剧烈，往往随着月经周期的进程而越来越轻，月经结束时，疼痛也就会随之消失。

为什么呢？因为气滞血瘀导致的痛经，经血的颜色都是偏深红、暗红，甚至紫黑色，而且经常带有血块，这些都是体内的瘀血，一旦这些瘀血随月经被排出来了，痛经自然就会消失了。

那么，气血不足型虚证痛经有哪些表现呢？

这类疼痛一般出现在月经快结束的时候或结束以后。为什么月经都结束了，还会出现腹痛呢？这是因为虚证痛经的女性本来气血就不足，再加上月经期间又要丢失一部分血液，这就虚上加虚了，所以身体会因为失养而出现疼痛。从程度来说，疼痛明显比较轻，病人只是感觉腹中隐隐作痛，喜欢用手按着小腹，有的也会拿个热水袋敷到腹部。因为虚证痛经的病人，小腹喜欢温暖，温暖可以减轻她们的腹痛。

虚证痛经的病人大多体质虚弱，所以她们经血的颜色一般很淡，像是被水稀释了的血液，而且月经量一般很少，经期也较短，有的人每次月经来2天就没有了。

真 验 案

虚痛误当实痛治

2012年，我到苏州一个继续教育培训班讲课时，一位基层女医生对我说，她16岁的女儿痛经，用针灸治疗很难收到效果。我问清楚了她女儿痛经的具体情况后才明白，原来她女儿的痛经是属于气血不足型，而她却是按气滞血瘀型选穴予以针刺治疗的。我让她今后改关元穴、三阴交穴、合谷穴、太冲穴的针刺法为艾灸关元穴、血海穴、足三里穴、三阴交穴的方法，并且要求她一定要将治疗结果告诉我。结果，第一次治疗就能当即止痛，连灸4个月经周期，她女儿的痛经不药而愈。由此可见，准确分析病情的寒热虚实，正确选穴处方（即中医所说的"辨证论治"）是何等的重要啊！

治疗痛经的基本主穴——关元穴和三阴交穴

在治疗上，实证痛经和虚证痛经有两个最基本的也是最通用的主穴——关元穴和三阴交穴。

关元穴是任脉上的穴位，位于脐下3寸，是肾阴肾阳交关之所，也是肝、脾、肾三条经脉的交会穴，任脉起源于子宫，因此关元穴是治疗痛经的首选穴。

关元穴治疗痛经的操作方法：病人取坐位或仰卧位，虚证痛经者最好用手掌按揉、艾灸法（最好使用艾灸盒）或拔火罐法；实证痛经者用指压点按法、皮肤针叩刺法。指压按揉时虚证手法要轻一点，点按的时间短一点；实证手法要重一些，点按的时间要长一些。一般按5分钟疼痛就可以缓解。

三阴交穴是脾经上的穴位，在足内踝尖上3寸（4横指宽的高度）、胫骨内侧缘后方。它是脾经与肝经、肾经的交会穴，中医学认为：脾是统血的、肝是藏血的，肾主泌尿、生殖，也是直接联系子宫的，所以三阴交穴是个治疗痛经非常有效的穴位。

三阴交穴的操作，一般用指压点按、艾灸、拔罐、皮肤针叩刺法都可以，虚证用灸法5~10分钟，实证用皮肤针重叩，气滞血瘀者即使叩刺出血也无妨。

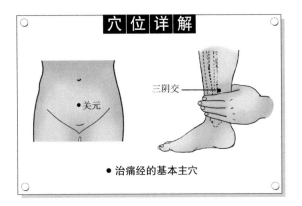

穴位详解

三阴交

关元

● 治痛经的基本主穴

真　验　案

埋针给生产队长看

我曾经就用穴位疗法治疗过一个典型的痛经病人。那时我正在一个农村巡回医疗，有一次我们背着药箱走在乡间的小路上，看到很多农民都在水田里忙着插秧，但是有一个二十多岁的女孩却一个人蹲在田边。看她满脸通红、表情痛苦，我就叫一个女同学去问她是怎么回事。那个女孩说是来例假了，生产队长还要她下水田干活，于是就发作了痛经。我让学生重力按揉了一会儿她的三阴交穴，结果女孩的腹痛当时就好了。为了让她能请假休息，还特意在她的三阴交穴埋了一根小针，外面绑上绷带（故意小题大做，给生产队长看的），队长看了就不再让女孩下水田插秧了。

真　验　案

路见痛经急解救

还有一次我出差到天津开会，在火车上见到几个女孩子为一个女同伴掐人中穴。我感到很好奇，就过去问话，才知道那个女孩子肚子痛得很厉害，面色苍白，不欲言语。伙伴们还以为她是疼晕过去了，就掐她的人中穴。我当时就问那个女孩子是不是例假来了？她有气无力地点点头。路见痛经应解救，该出手时就出手！于是我立即为她点按三阴交穴，仅仅2分钟，女孩就缓过神来，说不痛了。这引来同车厢旅客们的一片叫好声和热烈掌声。

111

治疗痛经的配穴——天枢穴和地机穴

治疗痛经还有两个常用的配穴，一个是天枢穴，另一个是地机穴。天枢穴就在肚脐旁开2寸，左右各一；地机穴在膝关节内下方高骨下的阴陵泉穴再下3寸。

根据中医文献记载：天枢穴除了能够治疗肠道的疾病之外，还有一个作用就是活血化瘀，治疗各种因为气滞血瘀引起的妇科疾病。因为这个穴位在子宫的附近，所以在这儿施行一些刺激，能够促进子宫将瘀血排出，从而减轻腹痛。地机穴是脾经专门用来治疗本经急性痛症、血症的穴位，而痛症、血症也正好符合痛经的临床实际。

对于气滞血瘀造成的实证的痛经，最好的刺激方法就是用重力按压天枢以及皮肤针重敲天枢（最好是敲出血来），正好能够发挥其活血化瘀的治疗作用。虚证痛经可以用手轻轻按揉天枢，或施行艾条灸、艾灸器灸。

痛经以经期腹痛为主，也是肚子里面的病症，"肚腹三里留"，所以，痛经也可以选用足三里穴来治疗。实证痛经，最好是用指压法、皮肤针叩刺法；虚证痛经，我们还是用艾条法，每次5分钟左右。

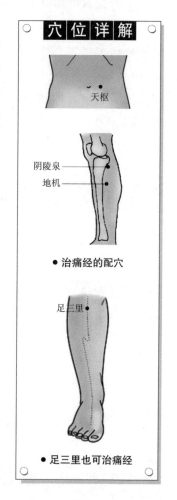

穴位详解

天枢

阴陵泉
地机

● 治痛经的配穴

足三里

● 足三里也可治痛经

经验之谈：注意时间的把握

穴位治疗月经病，有一个时间性的问题。对于痛经而言，不管是虚证还是实证，都要求能在痛经发生前两三天甚至是四五天前就开始治疗，直到月经周期结束，这样往往能达到满意的防治效果。

但是如果病人除了痛经之外，她的月经周期和月经的量、颜色、质都比较正常，那么从她月经来潮前三五天开始治疗，等月经来潮的时候就能暂停治疗几天，月经干净后再接着治疗。因为穴位点压按摩的刺激性较强，女性月经期

一点就通2：家庭救急的指尖备急方

间对各种刺激的耐受力都很低，所以身体对于外界的刺激接受能力和适应能力都比较差。也就是说如果病人月经期间除了腹痛，其他都比较正常，那就不适合给予额外的刺激。以防外来的刺激把本来还属正常的月经周期和经色、质、量等现状改变了、破坏了。

当然，如果痛经病人的月经周期和经量、质、颜色等本来就不正常，那么在经期里还是可以接受针灸治疗的，而且说不定在治疗过程中，月经的各项指标还会随着穴位治疗而出现明显的好转呢！

二十三、关节肌肉痛『四关』穴先动

　　关节肌肉痛可以见于很多疾病，比如风湿痛，有的人表现为肌肉疼痛，有的人表现为关节的疼痛；还有骨质增生、骨刺形成，以及颈肩腰腿痛等这类疾病。生活中我们也可以经常见到被关节肌肉痛困扰的人们，一般情况下病人就会吃一些止痛药，但是止痛药只能缓解一时的症状，而且还会有副作用，尤其是对胃肠的损害较大。怎么不吃药又消除关节肌肉疼痛呢？

中医对于关节肌肉痛的理解与西医略有不同，中医学将关节肌肉疼痛一类的病症统称为"痹症"，"痹"，音、意均同"闭"，即"闭阻不通"之意。痹症就是因为经络不通造成的气血瘀阻，"不通则痛"，所以才导致了关节和肌肉的疼痛。

我们用穴位疗法来治疗这类疾病，就是通过刺激穴位，使经脉通畅、气血正常运行，从而缓解疼痛，达到"通则不痛"的治疗效果。大家平常都会有这样的体会：当身体的哪个部位不舒服了，自然就会用手去捏一捏、捶一捶，即使是这类很小的动作也能起到通经脉、活气血的作用，也会觉得轻松许多。因此学习用穴位保健的方法治疗关节肌肉痛这类疾病，对于我们老百姓来讲是既方便又安全的极佳选择。

穴位治疗肘关节疼痛

肘关节疼痛多见于肘关节炎、肘关节风湿、肘关节扭伤、肱骨外上髁炎（网球肘）等。治疗肘关节疼痛效果最好的一个穴位叫曲池穴。找曲池穴一定要先将肘关节弯曲到大约90°，肘横纹拇指侧纹头端就是。

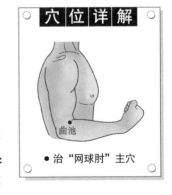

中医学认为：关节痹痛与风寒湿邪有密切的关系，《黄帝内经》中有一段关于关节肌肉痛的文字："风寒湿三气杂至合而为痹"，意思是说风邪、寒邪和湿邪这三种邪气合到一块侵袭人体后，人就会形成痹症，造成关节肌肉的疼痛。所以我们除了可以用指压、捏揉、捶打曲池穴来减轻疼痛以外，最好是用艾条来灸曲池穴，也可以用皮肤针在曲池穴上反复敲打，每次2~3分钟。注意皮肤针正确的操作方法——"垂直敲打力要匀"。

当然，如果有针灸操作基础者，也可以在此尝试针刺的方法，除了因为进针手法不熟练会略有一点皮肉之苦以外，不会有其他危险。针刺得顺利的话，再做一些提插捻转手法，针下会产生一种很舒适的酸麻胀感，针灸学称之为"得气"。这种得气感对于减轻或消除关节疼痛起着举足轻重的作用。

穴位治疗腕关节疼痛

治疗腕关节疼痛，最为常用的一个穴位是外关穴，位于腕背腕横纹中点上2寸。

当腕关节疼痛时，我们可以对外关穴施行指压、按摩、艾灸及皮肤针叩刺。指压的时候，最好采用外侧与内侧对压的方式，就是一个手指按住外关穴，另一个手指按住内关穴，对应着用力。这样操作起来比较方便，也可以使用力均匀。

采用对压法治疗腕关节疼痛时，对心脏不好的人还有个特殊的好处，因为与外关穴对应的内关穴是心包经的穴位，有很好的宽胸理气的作用，是防治心脏病的主穴。因此，我们在治疗腕关节疼痛的同时，也保护了心脏。

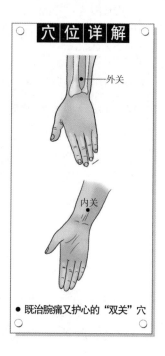

穴 位 详 解

外关

内关

● 既治腕痛又护心的"双关"穴

穴位治疗指关节疼痛

指关节疼痛常伴有关节变形、肿胀、握拳无力等，多见于类风湿关节炎（类风关）、腱鞘炎、痛风、弹响指等病症。在治疗这类疾病的时候可以取用八邪穴：握拳，在5个指头之间的指缝纹头端处，每只手4个穴，左右共8个穴，因此叫做"八邪"。

八邪穴的"邪"就是说双手感受风寒湿邪以后，会疼痛、不舒服，选用八邪穴做穴位治疗，可以把这些寒邪祛除。在临床上，八邪穴就是用来主治手指疼痛、麻木以及功能活动障碍等症的。

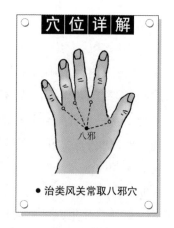

穴 位 详 解

八邪

● 治类风关常取八邪穴

八邪穴的穴位治疗操作，可以直接用指甲掐按、用皮肤针敲打出血，或者干脆就用无菌采血针、缝衣针点刺出血。因为这几个穴所在的部位比较小，所以用皮肤针叩刺时，应该用小头敲打，每个穴敲打约2分钟，这样就可以很好地解决手指关节的疼痛了。凡是指关节疼痛、麻木、屈伸不利，经常做一些这样的自我治疗，可以帮助指关节疏通经络、减轻痛苦。

穴位治疗膝关节疼痛

我们经常会听到身边的老年人说自己膝关节酸痛，或者说上楼下楼时膝关节会响，这些症状一般都是骨刺或者膝关节积液引起的，是膝关节老化的表现。治疗膝关节的疼痛时，我们主要选择膝关节周围的2个穴位——内膝眼穴和外膝眼穴，其中的外膝眼穴，针灸学中又称之为"犊鼻"，是属于胃经的一个穴位。膝关节疾病在人群中比较常见，很多中老年人会出现膝关节的退化，因此对于中老年人来说，掌握内、外膝眼穴这两个穴位是至关重要的。

我们先来看一下内、外膝眼穴的定位吧：膝盖上有一块圆圆的骨头叫做"髌骨"，髌骨与小腿骨连接起来的组织叫"髌韧带"，在髌韧带两侧各有1个凹陷，内侧的凹陷叫"内膝眼"，外侧的凹陷就叫"外膝眼"，自己用手摸一下会感觉很明显。因为膝关节在伸直的情况下内、外膝眼这两个凹陷是很不明显的，所以取内、外膝眼穴这2个穴位时，不能伸直膝关节，一定要弯曲膝关节，这样，膝关节周围的骨性标志就凸现得比较明显。

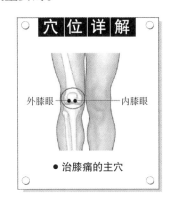

穴位详解

外膝眼 —— 内膝眼

● 治膝痛的主穴

用膝眼穴治疗膝关节病，一般用大拇指和中指同时按住内、外膝眼穴，并向深层按揉、掐捏。有时候为了省力，可以把手掌放在膝关节上，用食指和中指按揉2个膝眼，在往深层按揉的时候要有意识地让它产生对捏透穴的感觉，就是说不单是要把力量往深层用，还要让手下的力量通过膝关节的韧带产生对称的压力。

每次按揉100~200次，让膝关节里边有发热的感觉。如果病人说他的膝关节疼痛经常跟天气变化有关，一刮风下雨膝关节就疼痛，这种情况最好用灸法治疗，每个穴位灸3~5分钟，两边交替进行。

有少数人膝关节不但肿痛，而且出现了膝关节发红，把手放在肿痛的地方还会觉得有点烫手，这种情况属于风湿热痛。风湿热痛不适合用灸法，而应该用无菌皮肤针敲打内、外膝眼穴，而且最好能敲出血来。也可以直接用无菌三棱针或粗一点的缝衣针点刺出血，出血后用干棉球擦干净。通过点刺出血来清热、消肿、止痛，疗效是比较理想的。

穴位治疗踝关节疼痛

踝关节是经常运动的人最容易受到伤害的一个部位，尤其会出现扭伤，从而出现红肿疼痛，关节活动受到限制。很多人从小就喜欢玩水，光着脚丫子在河里嬉戏，再加上平常喜欢用凉水冲脚，因此踝关节很容易受到风湿的侵袭。

预防和治疗踝关节的疼痛可以选用穴位疗法，其中一个主要穴位就是解溪穴。"解溪"同"解系"，顾名思义就是我们系鞋带的那个地方，这个穴位很好找，就在小腿与足背交界处的横纹中央凹陷处，也很容易记忆。

踝关节周围的疼痛都可以通过刺激解溪穴来达到治疗的目的，治疗的手法有很多种，可以用指压、按摩，也可以用艾条熏灸或者皮肤针敲打。

除了解溪穴，还可以用申脉穴和照海穴这两个穴来治疗踝关节疼痛。那么，申脉穴和照海穴这两个穴位都在哪里呢？申脉穴在外踝下面的凹陷中，照海穴就在内踝下面的凹陷中，经常对捏这两个穴位可以缓解踝关节肿痛。

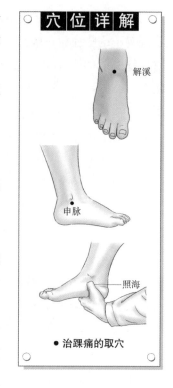

穴位详解

解溪

申脉

照海

● 治踝痛的取穴

穴位治疗脚趾关节疼痛

同手指上的八邪穴一样，脚上也有这样类似的穴位——八风穴。八风穴在足背上，第 1 到第 5 趾缝间的纹头端，一侧 4 穴，左右共 8 个穴位。

"八风"有双层含意：第一是说这些地方经常用冷水冲，容易受风寒湿邪侵袭；第二就是说经常在这些穴位上刺激可以让脚部的疼痛减轻或消失，恢复行走功能——"走路快如风"。

对八风穴的操作，可以直接用指甲掐按、用皮肤针敲打出血，或者干脆就用无菌采血针、缝衣针

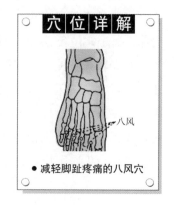

穴位详解

八风

● 减轻脚趾疼痛的八风穴

点刺出血。因为这几个穴所在的部位比较小，所以用皮肤针叩刺时，应该用小头敲打，每个穴敲打 2 ~ 3 分钟，这样就可以很好地解决脚趾关节的疼痛了。凡是脚趾关节疼痛、麻木、屈伸不利，经常做一些这样的自我治疗，就会有消肿止痛的作用，病人会感觉踝关节轻松很多。

穴位治疗脚后跟疼痛

日常生活中因为脚后跟疼痛而影响走路的人可真不少，去医院拍片子，十有八九都有跟骨骨刺。那么，这种情况要用哪些穴位来治疗呢？

治疗后脚跟疼痛可以用的第一个穴位是肾经的太溪穴。肾经是我们全身经脉中唯一循行到脚后跟的一条经脉，而太溪穴又是肾经的第一要穴。太溪穴很好找，就位于足内踝高点与后脚跟跟腱水平连线的中点凹陷处。

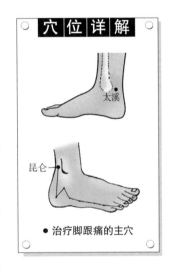

● 治疗脚跟痛的主穴

太溪穴可以用手指单独点压、按揉，但是，更好的方法是用大拇指与中指对捏跟腱两侧，与太溪穴相对应的穴位就是外踝高点与跟腱水平连线中点的昆仑穴。

昆仑穴属于膀胱经的穴位，而膀胱经同肾经是相表里的两条经脉。所以，对捏跟腱两侧，治疗脚后跟疼痛的效果会更好。当然，我们也可以用灸法和皮肤针敲打太溪穴和昆仑穴二穴，也都能很好地通经活络、行气活血、促进局部血液循环，起到消肿止痛的治疗作用。

在用穴位治疗脚后跟痛的时候，要注意防寒保暖，不要图一时之快冲冷水淋浴；再就是要尽量防止踝关节和跟腱的损伤，比如踢足球、跳高、跳远、上下楼梯、爬山等时，要注意方式方法。一旦损伤之后，机体对各种风寒湿邪的抵抗力就会大大减弱，以后十有八九就会罹患风湿痛。因此，大家一定要小心谨慎，认真对待。

在异国他乡针治类风关

1980 年我在北非阿尔及利亚援外医疗期间，收治一名患类风湿关节炎（"类风关"）的女童，用针灸治疗了 3 个月时间，获得显著效果。

患儿在 5 岁时先是发热，继而出现四肢关节红肿疼痛。经用解热镇痛药治疗好转，但以后时有发作。8 岁时开始感觉四肢酸软无力，两手不能提重物，行走困难，四肢关节肿大变形。持续 2 年后，于 10 岁时孩子完全瘫痪在床，生活不能自理。

中国医疗队经过内科、儿科检查，发现患儿体质瘦弱，呈贫血面容，脊柱弯曲，四肢大小关节均肿大变形，不能伸直，且有压痛，肌肉严重萎缩，两手握力差，双下肢抬高约 30° 时髋关节便感到疼痛，骨盆也呈畸形改变。四肢、脊椎、骨盆拍片可见大小关节明显增生，尤以指、趾关节结节更为明显，骨质高度疏松。诊断为"类风湿关节炎"。考虑患儿骨质高度疏松，严重缺钙，内、儿科医生认为已经不能再使用激素治疗，建议用针灸治疗。

当时我思考的治法是：祛风除湿、通经活络治其标，温肾培元、补中益气固其本。选用合谷、太冲、外关、曲池、肾俞、风市、解溪、足三里、阳陵泉等穴，以灸法治疗为主，配合穴位注射（把维生素 B_1、维生素 B_{12} 注射液注入穴位）。治疗期间，嘱咐孩子家长协助患儿进行功能锻炼。

按上法治疗 1 个月后，患儿行动逐渐恢复，开始能在他人搀扶之下慢慢行走。继续治疗 2 个月后，患儿便可独自行走、玩耍，上下楼梯也无须搀扶，生活逐渐恢复自理，唯走路的步子迈得不大，姿势也不好看。值得庆幸的是，出院时患儿面色红润，四肢关节、腰背也较入院前伸直，关节压痛消失，两手握力增强，两下肢抬高 90° 时髋关节也无疼痛感觉。患儿父母对中国医疗队，尤其对我本人是千恩万谢，然后满意而归。

一点就通 2：家庭救急的指尖备急方

二十四、肌肉扭挫伤
阳陵泉先上

　　在日常生活中，剧烈的运动或者是跌打损伤、交通意外事故等都会对我们的肌肉或韧带产生一定的损伤，也就是我们所说的"伤到筋"了，医学上称为"扭挫伤"。

　　扭挫伤在生活中极为常见，老百姓说的"伤筋动骨一百天"，就说明扭伤的特点之一是比较多发，而且给人体造成的损伤是需要相当一段时间才能恢复的。而一旦出现了关节肌肉的扭挫伤，在家里采取穴位治疗来救急，可以减轻疼痛、加速康复。

扭挫伤最容易发生的部位是颈部（落枕）、腰部（腰扭伤）、腕关节和踝关节，比较轻的就是单纯软组织损伤，表现为扭伤部位的疼痛以及功能活动稍微受到一点影响和限制；病情重的会伴有血管破裂，或者是韧带的撕裂伤等，表现为局部肿胀严重，而且还会出现青紫，如果不及时治疗的话，给关节活动带来的影响时间会比较长。扭伤不像一般的关节炎，它对关节的活动限制很大，而且在损伤以后的日子里，往往都会伴随着风湿性炎症的改变。因此，一旦遇到扭挫伤，及时、正确的处理是非常重要的。

处理扭伤的基本程序

处理扭伤的正确方法，首先是要确认损伤是否导致了骨折。假如出现了骨折，就不属于穴位保健的范围了，一定要在固定损伤部位的前提下及时把病人送到正规医院的骨伤科进行紧急处理。

第二点要看是否有血管破裂以及出血的情况。有出血同没有出血的处理是有区别的：没有出血的扭伤一定要及早治疗，越快越好！如果是新伤，局部有出血的情况，出现肿痛、皮肤青紫，这种情况下首先应冷敷止血。在没有冰的情况下可以用冷水把毛巾湿透，然后敷到扭伤的部位，让血管受到冷的刺激后收缩，起到尽快止血的作用。等过了 12 个小时以后，就可以用热敷促使瘀血消散了。

排除骨折、先冷敷止血、后热敷消散，这只是处理扭伤的基本程序和第一步，然后就需要不失时机地用穴位进行保健治疗。这样，扭伤的病程会大大缩短，不用"百日"，有时候三五天或个把星期就可以痊愈了。

治疗扭伤的基本穴——阳陵泉穴

不管哪个关节的损伤，我们都可以在扭伤的局部或附近找一些穴位进行及时治疗。如果没有穴位的话，就在周围找压痛点（阿是穴）。之所以称"阿是穴"，就是医者在病人身上查找压痛点的过程中，如果按对了，病人会发出"阿、阿"的声音，并且回答医生的问话——"是这里、是这里"。

中医称扭伤为"伤筋"，人体有一个穴位叫"阳陵泉"，被针灸学称为"筋之会穴"，也就是说阳陵泉穴是我们人体所有的"筋"汇集的地方，因此是治疗各种"筋"病（当然也包括扭伤在内）的必选穴位。用一些方法刺激这个穴位，就能起到很好的舒筋通络、活血化瘀、消肿止痛的效果，促使肌腱韧带的功能早日康复。

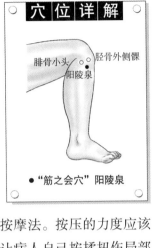

穴位详解

腓骨小头　胫骨外侧髁
阳陵泉

● "筋之会穴"阳陵泉

阳陵泉穴具体怎么找呢？膝关节的外下方有一个凸起的骨头叫"腓骨小头"，阳陵泉穴就在这个腓骨小头前下方大约1寸的凹陷处。

至于对阳陵泉穴的刺激方式和操作方法，除了到医院针灸科针刺以外，最简单、最方便的首推指压按摩法。按压的力度应该重一些，每次按压5分钟左右，一边施术一边活动，让病人自己按揉扭伤局部的软组织或关节。再就是艾条灸，或皮肤针叩刺法，敲打阳陵泉穴，让它出点血。假如膝关节扭伤后有瘀血，用皮肤针敲打以后，可以让这个地方的瘀血马上排出来，加快恢复。

有的人可能会说，扭伤属于实证，那是不是就不该用艾灸法了？其实扭伤一样可以用艾条来熏灸。因为扭伤使局部皮肤出现瘀血了，而用艾灸法正好可以让瘀血消散。而且关节扭伤了以后，它的功能就会下降，一旦风寒之邪侵入，或者天气变化，都有可能引起扭伤部位的疼痛，所以说艾灸也是必要的。我建议大家，对扭伤留下的后遗症要经常用艾条灸一灸，这样能缓解很多疼痛。

各种扭伤的配穴方法

扭伤后要是痛得比较厉害，或者有一些全身性表现，可以加上两个配穴来治疗——手上的合谷穴和脚背上的太冲穴。针灸临床经常将合谷穴和太冲穴配合使用，合称为"四关穴"。指压、按摩这两个穴位可以舒筋通络、行气活血、消肿止痛。再加上前面说的阳陵泉穴，就能够很快把体内的风寒、瘀血等从四肢末端赶出去了。

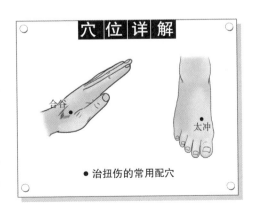

穴位详解

合谷

太冲

● 治扭伤的常用配穴

说到这里，我想顺便说一下刮痧，为什么刮痧都是从上往下单向地刮，不能来回地刮呢？就是因为我们要用刮痧板将风寒湿邪从病痛部位往四肢末端赶，最终达到把病邪从"四个关口"赶出去的目的。所以说"四关穴"所起的作用还是不能小瞧的。

刺血加拔罐——治疗扭伤的独特方法

急性扭挫伤的时候我们要怎么样操作，才能加快扭伤的好转呢？最好的办法就是，没有出血的情况下应及早地进行指压、按摩或针灸治疗、皮肤针叩刺，越早越好。如果有出血情况的话，先冷敷止血，12个小时以后再热敷消散，并实施指压按揉。每个穴位的操作方法都差不多，用大拇指按揉往往比较顺手一些。用手指按揉后就可以用皮肤针敲打了，记住要重叩出血，直到病变部位出

真　验　案

刺血拔罐立竿见影

二十世纪八十年代，我还在湖北中医学院附属医院针灸科门诊工作的时候，有一天有两位熟悉的女教师来到门诊找我，说她俩刚刚手拉手下楼梯的时候不小心都摔倒了，造成踝关节扭伤，红肿疼痛，影响走路。我建议她们马上刺血拔罐，一位老师同意，另一位老师害怕，不愿意，就到外科敷药去了。结果，接受刺血拔罐的老师当天一次即愈，而那位在外科敷金黄散药膏的老师十多天后才慢慢好起来。

还有一次，我们针灸教研室的一位青年老师带来她班上的一个男学生。孩子一瘸一拐的，说是中午踢足球时被对方一脚重重地踢伤了小腿。来时他小腿肿势厉害，红肿、青紫、疼痛，皮肤紧绷发亮。我当即在小腿的阳陵泉穴和丰隆穴各刺血拔罐约20毫升，在脚上的昆仑穴、太冲穴点刺出血约10毫升，当时他就感到小腿轻松了许多。为了让他好得更快一些，我建议他到外科再加敷药物，嘱其次日再来治疗。结果，因外科病人较多，他没能敷上药。第二天男学生也没来，班主任来电说该生的腿已经基本消肿，也不怎么痛了。

现很多像汗珠一样的血滴为止。

有时为了加强治疗效果，还要在出血点上拔罐（不一定要拔火罐，家用气罐即可），目的就是通过拔罐的负压把瘀血吸出来（这在《黄帝内经》中称为"菀陈则除之"）。如果我们身边没有拔罐的工具，也可以刺出血来以后，再用手挤压，尽可能多地挤出一些血来。一般来说，小关节扭伤出血量应该5~6毫升；大的关节扭伤，比如说大腿、小腿或者胳膊这些地方的关节扭伤，可以刺血10~20毫升。这些刺出来的血可以说是已经没有功能的"死血"，挤出来之后可以促进血液的新陈代谢，否则，反而会影响新血的再生。

上下对应、左右交叉治扭伤

在发生扭伤之后，除了在扭伤局部的常规穴位按摩外，还有一个非常独特的方法可以跟大家分享。这个独特的方法就是根据人体经络存在着上下相连、左右交叉的密切联系以及生物全息论的理论，按照损伤关节的左右的对应性或者上下的对应性来处理。

"全息"是什么意思呢？就是说在我们人体里某一个部位，或者某一个小的范围之内包含着一个人体从头到脚的各个地方的信息。全息理论最为大家熟悉的可能就是耳朵了，耳朵就好比一个倒置的胎儿，耳朵的各个区域分别对应着人体的各个部位。

针灸临床治疗扭伤，就有一种在生物全息论的理论指导下，类似"声东击西""调虎离山"的上下对应和左右交叉取穴的战略战术。比如说一侧的腕关节扭伤了，除了在扭伤局部取穴施治以外，也可以在对侧的腕关节或下肢的踝关节相应处取穴治疗；同理，一侧的膝关节扭伤后，除了在扭伤局部取穴施治以外，还可以在对侧的膝关节或上肢的肘关节相应处取穴治疗。我们甚至还可以将这种上下对应和左右交叉取穴的方法进一步结合起来：左侧腕关节扭伤，在右侧踝关节取穴治疗；右边膝关节扭伤，在左边的肘关节取穴治疗。其他关节扭伤都可以依法类推。

　　恐怕每个成年人都有过早晨起床后发现自己落枕了的经历，虽然不是什么大毛病，但给我们的工作和生活带来了很多痛苦和不便。

　　如果我们平时注意观察的话，就会发现小孩子睡觉十有八九小脑袋瓜都在枕头下面横着，但是小孩却很少有落枕的。为什么呢？因为小孩子的肌肉、韧带的柔软度远远比大人要好，对枕头高低的适应性也强，所以他们很少出现落枕的情况。

落枕是一种通俗的说法，真正科学的说法应该是"颈部伤筋"。引起落枕的原因大致上有两个方面：一是枕头的高低不适宜，会导致颈项部的筋肉扭转不利，导致扭挫伤；二是睡觉的时候被子没盖好，颈项部受到风寒的侵袭，局部经脉经气闭阻、气血不和、拘挛而痛。

排名第一的特效穴——落枕穴

针灸对落枕有独到的穴位保健法，并且还有几个特效穴来治疗落枕。第1个特效穴是"落枕穴"，我们从这个穴名本身就会明白这个穴位应该是专门治疗落枕的穴了。落枕穴在哪里呢？它就在手背的第2、3指掌关节后（即往手背方向）5分到1寸的凹陷处，最好是压痛点的地方。一般落枕病人在这儿都会有个压痛点，自己先用手在附近压压试一试，哪里最痛哪里就是落枕穴。由于落枕穴跟手心的劳宫穴正好相对，所以落枕穴又有个别名叫"外劳宫"。

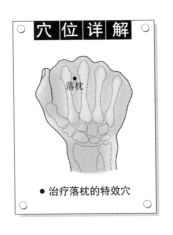

穴位详解

● 治疗落枕的特效穴

落枕穴的操作方法是重力按压，在按压的时候要注意不能左右揉动，要顺着经络上下揉动。与此同时，让病人尽量活动颈脖子，病人越是不能前俯后仰的，就越要让他尽量地低头抬头，越是不能左顾右盼的，就越要让他尽量左右旋转，这样的效果会更好。除了用指压、按揉，还可以用无菌皮肤针叩刺。

有人可能会说，落枕穴真的那么有效吗？下面我就给大家讲一个实例。

这个病例会告诉我们：落枕穴虽然是治疗落枕的特效穴，但前提是一定要取准穴。要先用大拇指指端在第2、3指掌关节后5分到1寸之间按压，找到最敏感的那个压痛点，然后手指再朝腕关节方向用力按压（或扎针——针尖朝腕关节方向），这时病人会有酸、麻、胀、痛的感觉向肩颈部放射，再让病人配合着活动颈脖子，效果就会更好。

"师傅"到底是师父

我有个学生在马鞍山开了个私人诊所，开业一周年的时候请我到她那里去看看。我在她诊所的时候，正好一个落枕的男性病人前来就诊。学生先在病人的后项及肩背部做了一会儿按摩，接着就在双手的落枕穴扎了两针，同时嘱咐病人活动自己的脖子。

留针中，那个病人感觉有效果，但是好像还没有完全好。我就过去看了一下，发现落枕穴的位置偏上了一些。于是，我就拿了两根针灸针，重新针了落枕穴，再略施手法，也让病人活动活动颈脖子。那个病人马上对我的学生说："这位师傅加了一针后现在感觉完全好了。"我那个学生笑着回答："他本来就是我的老师，我的师父嘛。"

其他特效穴——后溪穴和悬钟穴

治疗落枕的另两个特效穴分别是小肠经的后溪穴和胆经的悬钟穴（又名"绝骨"），后溪穴位于手掌小指侧，握拳的时候可以见到突起的掌纹；悬钟穴在足外踝高点上3寸，腓骨前缘的位置。

应用的时候，最好是两只手同时按揉两侧的穴位，力量可以稍微重一些。按揉的同时，让病人配合活动颈部。如果是睡觉中感受风寒之邪，也可以实施灸法。

绝骨穴位于下肢，离颈部很远，但是它治疗落枕的效果一点也不比落枕穴差。穴位治病有一个特点，就是根据经脉的循行远端取穴。这叫做"经脉所通，主治所及"。这种远近结合的方法，也是一种"声东击西""调虎离山"之术，能起到更好的"围点打援""围魏救赵"的战略目的。

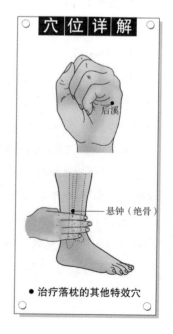

穴位详解

后溪

悬钟（绝骨）

● 治疗落枕的其他特效穴

局部处理效果更显著

穴位治疗落枕是需要先进行一些局部处理的，我们首先要分清楚伤筋落枕的是左边还是右边？落枕除了颈脖子强痛不适以外，疼痛还会向患侧的背部及肩胛骨放射，所以我们要先针对局部的穴位进行处理。第一个是大椎穴，大椎穴在第7颈椎下面的凹陷中。怎样找得准确呢？我们低头时，后项部平肩的位置有一个突起的高骨，这就是第7颈椎，下面的凹陷就是大椎穴。

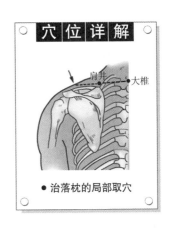

穴位详解

● 治落枕的局部取穴

从大椎穴到肩膀头的最高点连一条线，在这条连线的中点有一个穴位叫"肩井"，我们就先在大椎穴和肩井穴这两个穴位上做一些手法。先用拇指指腹或者掌根、第5指掌关节及小鱼际部位轻轻地按揉大椎穴和肩井穴，让肩背部这一带放松。因为落枕病人的这个区域会因为拘挛而特别紧，肌肉牵拉得紧了就必然会产生疼痛。所以，不能"针尖对麦芒"地硬碰硬，要注意不要一开始就在患处用重力按揉，应当是很柔和地把紧张的肌肉一点点放松。然后在大椎穴和肩井穴上用一些按压术，或者是用皮肤针重力敲打。当然，也可以在这两个穴位上施行艾条灸或拔火罐。局部处理好了，就可以在远端分别取落枕穴和悬钟穴了。这样整个程序下来的话，病人就会感觉明显地轻松了。

经验之谈：预防发展成颈椎病

有的人可能落枕的症状比较重，而且由于工作忙或其他原因没有及时治疗，这种病人治疗时间就要稍微长一些了，治疗3~5次可能才会感觉好一点。落枕如果不及时治疗，或者是反反复复发作，就会逐渐演变为颈椎病。有的"专家"在电视讲座中说什么颈椎病不是病，只是一种自然老化现象，一两个星期就可以不治而愈。大家千万不要信以为真！

连落枕都是病，比落枕要严重得多的颈椎病怎么可能不是病呢？经常落枕的人很容易演变成颈椎病，而颈椎病病人又很容易落枕，这是相辅相成、互为因果的。所以，落枕不但一定要及时治疗，而且还要提高防范意识，不让落枕向颈椎病转化。

现在的上班族工作压力都比较大，尤其是常年坐在电脑旁边工作的办公室一族，颈椎病简直就成了他们的职业病。所以每天都从事电脑工作的白领们，连续面对电脑工作不得超过 2 个小时，最好是每隔 1 个小时就能起来活动活动，站在窗前，眼望蓝天白云、树木花草；走出办公室，伸伸胳膊动动腿，做做颈部运动操。

颈部运动操一共有 4 节动作，整个都做完也不过几分钟时间。第 1 节是做头部的前俯后仰这个动作，自己可以一边做，心里一边默念着 4 个 8 拍；第 2 节是朝左右方向转动脖子（脖子不可偏斜），也同样是 4 个 8 拍；单数是一般角度，双数是强化角度（活动幅度加大到极限）；第 3 节是 4 个 8 拍的歪头的动作，就是把头往左右两侧偏斜，单数是一般角度，双数是强化角度，不要转动得太快，太快的话可能会感觉头晕眼花，一定要在最大活动限度之内缓慢进行；第 4 节是头部缓慢地做旋转动作，4 个 8 拍从左到右、从右到左交替完成（如果 1、2、3、4 拍是从左向右转动的，那么 5、6、7、8 拍就从右向左转动），防止连续朝一个方向旋转而发生眩晕。最后，通过轻轻拍打颈项和肩臂，慢慢地放松颈肩部的筋脉、肌肉。

在做颈部活动时一定要注意正确把握力度和速度，不可用力过猛，速度不能过快。特别是老年人一定要注意，因为老年人大多有动脉硬化，他们的常见病如高血压、高血脂等又会加重动脉硬化的病理过程，当颈部活动时，牵拉或扭曲血管，不仅可以阻断血流，也可以引起粥样斑块的脱落、破碎，形成栓塞，诱发脑卒中。

还需要大家注意的一点是，天气变冷会引起颈部肌肉保护性收缩，疲劳导致的血管紧张度增高，这些都会诱发或加重脑供血不足，使发生脑卒中的概率增大。所以患有颈椎病的人，或者是老年朋友们要谨慎进行颈部活动，注意颈部保暖，以免造成不必要的危险。

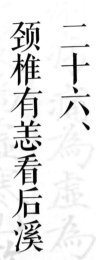

二十六、颈椎有恙看后溪

上一节我们说到落枕与颈椎病互为因果，经常反复落枕，可以演变成颈椎病；而颈椎病病人又容易发生落枕。这一节我们就来详细地说说颈椎病这个话题。您有颈椎病吗？您是否经常为颈椎病的发作而困扰？那您可得好好地关注一下！

随着社会的发展，工作及生活节奏的加快，现在不光是每天都坐在办公室、写字楼里的中青年公务员、企业白领们，就连小朋友们、老年人们都在学习和应用电脑、看微信。尤其是青少年们，有的几乎一天到晚都泡在电脑和手机上。中小学生们的学习和作业负担本来就很重，回到家里还要看微信、玩电脑、还要上网课、打游戏，本来成年人才会患的颈椎病，现在却无情地发生在许多青少年身上。

颈椎病的常见类型

因颈椎病的主症为颈肩部疼痛并向一侧上肢放散，中医学将其归入"痹证"的范畴。年老肝肾不足、正气亏虚、筋骨失养或久坐耗气为本病发生的内因；外感风、寒、湿邪，扭挫损伤均为引起本病的外因。由于内因、外因相互作用，导致督脉、手足太阳经脉阻滞，气血运行不畅为病。

颈椎病发病缓慢，好发部位依次是第5和第6颈椎、第6和第7颈椎、第4和第5颈椎之间的椎间盘，一般可分为单纯型、神经根型、椎动脉型、交感神经型、脊髓型、混合型等。其中，单纯型最轻，仅有颈项局部不适；神经根型多见上肢及手指疼痛、麻木无力；椎动脉型由于头部供血不足，常见头晕、头痛；交感神经型可见视物模糊、一侧面部无汗或多汗、心律不齐、心动过速或过缓、心慌、胸闷、恶心或呕吐；脊髓型症见脊髓功能或结构损害、肢体酸软无力，甚至瘫痪；混合型则诸症兼有，重点表现为四肢疼痛、麻木、软弱无力、肌肉萎缩或瘫痪，严重者可危及生命。

保健取穴有妙法

长期伏案来工作，颈椎毛病何其多；常看微信病加重，穴位保健别耽搁！穴位保健对缓解颈项及肩背疼痛、上肢放射痛、头晕头痛等，效果尤为明显。脊髓型和混合型颈椎病，需要在有条件的医院进行综合治疗，其他型都可以在家里进行自我穴位保健。

一般以颈项局部和远端后溪为主穴，可配取大椎、天柱、肩井、后溪、病变颈椎压痛点或夹脊穴。

大椎穴正好位于肩背部正中那个最大椎体，也就是第 7 颈椎下的凹陷中，大约与两肩平齐。有的人可能会有 2 ~ 3 个高出的椎体，这种情况下我们该怎么办呢？让病人尽量低头，术者将手指指端分别放在高起的骨头上，嘱咐病人慢慢向前后和左右活动，术者认真细心地体会指下的感觉，能够随颈脖子活动而动的椎体即是颈椎，不能活动的那就是胸椎了。

肩井位于大椎穴与肩峰最高点连线的中点；天柱穴在后项部发际正中旁开 1.3 寸；另取病变颈椎阿是穴（压痛点）或颈椎两旁各 5 分的夹脊穴。

大椎属督脉，为诸阳之会穴（大肠经、小肠经、三焦经的经脉和膀胱经、胆经、胃经都与大椎穴交会），针灸能激发诸阳经经气，通阳活络而止痛；天柱为足太阳经穴，又位于颈椎局部，疏通局部经络之气血；肩井和压痛点、夹脊穴，均系病变局部腧穴，诸穴远近相配共奏祛风散寒、舒筋活络、疏调局部经络气血、理气止痛之功。

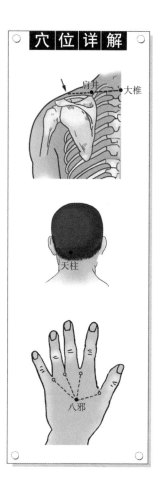

穴位详解

肩井　　大椎

天柱

八邪

真　验　案

热心观众的反馈

2010 年 10 月我在江苏卫视《万家灯火》养生栏目讲座颈椎病专题，无锡的热心观众、47 岁的钱女士由于一直从事会计工作，颈椎病发作的时候就有沿上肢内侧放射性刺痛。10 月初她来信向我寻求治法。我让她顺着疼痛放射的部位自行按揉郄门、内关、阴郄等穴，每天 2 次。10 月 10 日她回信告知：经过几次穴位按压，刺痛很快就大见好转、几近消失了。

加用配穴效更佳

上肢疼痛、麻木者可加曲池、合谷、外关、八邪等通经活络，也可以沿着疼痛放散的部位"循经取穴"施治。还可取病变部位压痛点及大椎、肩井、肩中俞、肩外俞，叩刺使皮肤发红并有少量出血，然后加拔火罐，使出少量瘀血。每周1~2次。

头晕、头痛加百会、印堂通络止痛；心律不齐、心动过速或过缓，心慌、恶心、呕吐，加内关调理胃肠；下肢酸软无力、瘫痪，加足三里、三阴交、太冲穴补益气血、强筋壮骨。

上述穴位指压、按摩、艾灸、拔罐、皮肤针叩刺均可实施。指压、按摩可以不受外在环境、场所、条件以及时间等的限制，随时随地都可以进行。每个部位或穴位操作少则2~3分钟，多则3~5分钟。后项部无论是天柱、夹脊，还是阿是穴（局部压痛点），都可以采用两手手掌交替挤压、捏揉法，以使经脉疏通，通则不痛。

如果采用皮肤针叩刺，应使局部出血，然后加拔火罐，排出部分瘀血。每周1~2次。

"爱情线"成就了后溪穴

下面，颈椎病最重要的远端穴位"后溪穴"该登场了。后溪这个穴位很好找：首先握拳，在靠小指头这一边第5指掌关节的后方能看到一个皮肉形成的突起纹头，这个地方就是后溪穴。然后把手掌打开，看一下，呵！原来形成后溪穴的这条线就是俗称的"爱情线"。

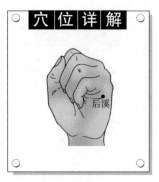

后溪穴通过小肠经与督脉相通，专治督脉病症如落枕、颈椎病等，配合大椎能更好地疏调督脉经气、通络止痛，是统治一切颈肩腰腿疾病的神奇大穴。

我从6岁上小学读书，一直到大学毕业，当了17年的学生，天天读书、写字、做作业；后来大学毕业后就留校任教，又当了五十多年的老师，天天备课、批改作业、写论文、著书立说。近七十年的伏案学习和工作，使自己不可避免地患上了比较严重的颈椎病。每次发作，就需要到医院做针灸和牵引治疗十天半个月。

2008 年退休前夕，由于赶写国家教材和其他书稿，我又一次颈椎病发作，右上肢及大拇指和食指一阵阵疼痛麻木，几乎每隔 5～6 分钟就会发作一次。由于工作太忙，没有时间上医院，我就利用一切机会按摩刺激后溪穴，甚至在地铁上、公共汽车上都按摩、叩击、捶打后溪穴（或者双手的后溪穴相互摩擦、对碰），同时配合颈项部活动。半个月之内，颈椎病就得到了完全的控制。

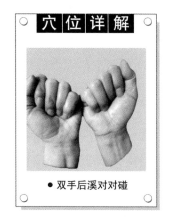

● 双手后溪对对碰

后来我虽然退休了，但是仍旧在国内外继续讲学，有时候在电视台讲座，经常还要伏案写作。坚持后溪穴保健，成了我的常规作业，颈椎病再也没有复发过，也才能保证我在退休后的十几年内顺利地在国内外从事讲学、医疗工作。就是后来有了微信，不知不觉向"低头族"靠拢，也没有受到丝毫影响。

后溪穴的奇妙故事

台湾地区有一位出租车司机，在网上介绍他自己用后溪穴保健防治颈椎病的实践体会：他开出租车一二十年了，患有颈椎病。有天早上起来觉得头颈疼痛不适，想去看医生。谁知途中遇到严重堵车，使他焦急如焚。心烦之下他就一个劲儿用拳头捶打方向盘的边缘，谁知捶打了一会儿竟然感觉头颈不怎么痛了，于是也就没有去看医生。晚上回到家，想起白天的事感觉有些奇怪，就查了一下针灸书，原来是拳头小指侧有一个叫"后溪"的穴位对颈椎病有很好的治疗效果。后来开车途中，他有空就会下意识地摩擦、捶打后溪穴，久而久之竟然成了习惯。每逢开车中遇到红灯或堵车，他就将后溪穴处放在方向盘上来回摩擦。其他司机都是心急火燎的，而他却在惬意地享受穴位保健，通督脉、调颈椎，其乐无限，受用无穷。十多年下来，不但颈椎病没有再犯，而且长期开车导致的视力下降也有所提高。这么一来，他居然觉得平时堵车也堵得很值了！

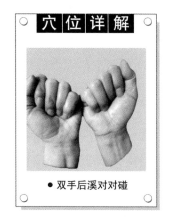

穴位详解

这样的穴位按摩方式，不需要专门花时间去做，只要每天养成习惯，每个小时做1次也就足够了，每次刺激3~5分钟。可以利用的机会是很多的，比如在电脑上工作的时候，就可以利用一切空闲时间，将后溪穴放在电脑桌边反复摩擦，或者按一按、揉一揉，使其发热。与此同时，颈脖子也随着穴位的摩擦向前后左右活动。大家可以试一试，坚持一天这样做下来，到了下班的时候，脖子肯定不会僵硬，腰也不会酸痛，视力疲劳也会有很大程度的缓解。

如果因为忙，总是忘记摩擦后溪穴怎么办呢？我们不妨设置一下手机闹钟，每隔1~2个小时提醒一下。不管忙到什么程度，这么一点点时间还是能抽得出来的吧？何况，每小时这短短的几分钟，拯救的却是我们的健康啊！

真 验 案

学以致用，浮刺显效

我是王启才教授的弟子，有颈椎病史十年左右，经常头痛、眩晕，犯病严重时一天呕吐很多次。以前都是用推拿和普通针刺法，效果一般，都是躺下休息一晚上才能缓解一些。2020年11月30日，我在厦门参加王教授主讲的浮刺疗法培训班。中午吃饭时坐在窗口边，风正吹着脖子，下午听课时颈脖子就开始难受。听完课和同事一起去超市购物，感觉特别难受，头痛严重、眉棱骨痛，睁不开眼，恶心，走路就想吐。已经晚上八点多了，也不想吃饭。

回到宾馆，室友用浮刺法给我针刺两侧风池穴，当时恶心就稍有缓解，但头痛还没有缓解很多；5分钟后室友又给我按照浮刺常规针刺左侧肩井穴，几分钟后右边头就不痛了，左边还是头痛；拔针后又给我针右侧肩井，10分钟后左边头也不痛了，整个人精神多了，说话声音都大了。留针时在床上趴了一会，起针后头就完全不痛了，也不恶心了，还出去吃了晚饭。以前颈椎病犯了，用其他治法从来没有这么快的效果，严重时吃完饭会很快吐出来，这次吃完没有一点不舒服的感觉。第二天早上颈椎很舒服，人也特别有精神。（山东弟子崔芳芳）

二十七、遇到肩周炎『肩三针』加阳陵泉

肩周炎的全称是"肩关节周围炎"，从这个名称可以看出肩周炎并不只是肩关节局部出现了问题，而是肩关节的周围组织都出现了粘连，这种粘连是一种炎症性病变，并且涉及的范围比较广。

导致肩周炎的第一个常见原因是风寒湿邪侵袭肩关节，因此我们平时就要注意防风防寒；第二个导致肩周炎的常见原因，是当肩关节发生扭伤以后不及时治疗，进而发展成肩周炎，因此我们治疗肩部扭伤一定要及时、彻底。

肩周炎的病名有学问

肩周炎的病名很多，各有不同的寓意，了解肩周炎的命名对我们全面了解肩周炎是很有好处的。肩周炎在古代被称为"肩痹"，这个病名说明了它是属于风湿病一类的痹证，因为发生在肩膀这个部位，所以叫肩痹。肩周炎还被称作"漏肩风"，这是从病因的角度解释了肩周炎形成的原因，说明肩周炎是因为平常没有注意防御风寒，致使风寒之邪侵袭人体的肩膀。肩周炎还有"冻结肩"或"肩凝症"的病名，这又是从肩周炎的症状得来的，就是说得了肩周炎的人，肩膀像是被冰冻结了、凝固了，所以活动受到限制。最后还有一个病名是针对发病年龄而言的——"五十肩"，表明肩周炎多发于五十岁左右的人。但是自从进入电脑时代以后，得肩周炎的人群呈现年轻化，所以近些年又有了"四十肩"的提法。

局部选穴有最佳组合

治疗肩周炎的穴位有很多，还有几个新的特效穴。我先来介绍一下几个位于肩膀周围的传统穴位。

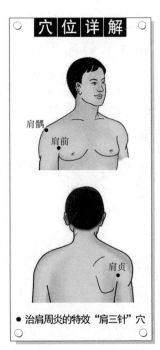

第一个是肩髃穴，可以说是治疗肩关节疾病的第一要穴。肩髃穴在上臂外侧三角肌上缘中点偏前一点的凹陷中。有个简便取穴法，就是把上臂外展或平举，肩膀头会出现两个小的凹陷，肩髃穴就在肩峰前下方那个凹陷处，人们还据此总结了一个简单的口诀叫"肩髃抬肩凹陷处"。

第二个穴位是肩前穴（也叫"肩内陵"），一听这个名字，就知道这个穴在肩膀的前边。准确地说是在腋窝前面的纹头上1寸的地方。

第三个穴位是肩贞穴，在腋窝后纹头往上1寸的位置，正好跟肩前穴是相对应的，所以，取穴是很便利的。

这三个穴位合称"肩三针"穴，看看它们的布局：一个在肩关节的正中间，一个在肩关节的前面，

● 治肩周炎的特效"肩三针"穴

一个在肩关节的后面。三个穴位分布在肩关节的各个方位，很明显，这种布局能够从前、中、后三个不同方位疏通肩关节周围的经络之气，行气活血、消肿止痛。经络疏通，气血乃行，从而达到"通则不痛"的治疗效果，使关节局部组织粘连凝滞状况改善，功能活动得以恢复。

肩关节的这三个穴位该如何操作呢？首先介绍指压按摩法：用大拇指指端点压、旋揉 200 下左右，最好是一边按压一边抬起病人的胳膊，尽量往上抬，这实际上是对病人做一种被动运动。随着治疗次数的增加，病人的胳膊就会越抬越高，无意间治疗的效果就出来了。

肩贞穴，在腋窝后纹头往上 1 寸的位置，正好跟肩前穴是相对应的，所以操作时很方便。我们可以采取一手在前、一手在后，以前后对压的方式刺激肩前穴和肩贞穴，一边进行对压、按揉（相当于透穴疗法），一边让病人自己不断地、慢慢地活动肩关节。也可以艾灸和皮肤针叩刺。

当然，还可以用艾条灸、拔火罐刺激肩髃穴，在肩关节出现了明显的功能障碍、肌肉萎缩的时候，也可以采用皮肤针叩刺治疗，甚至敲出血来，可以起到疏通经络、活血化瘀的作用，慢慢恢复功能。

肩痛膝治的远端特效穴

治疗肩周炎除了肩关节周围的穴位，本着针灸学"上病下取"的原则，在膝关节附近也有 2 个穴位可以用来治疗肩周炎，而且还特有效。一个是位于膝关节外下方、腓骨小头前下方凹陷中的阳陵泉穴，是属于胆经的一个穴位；还有一个新穴，叫做"中平穴"，在外膝眼正中直下 4 寸，也即足三里穴下 1 寸、胫骨前嵴外 1 横指处。这是针灸工作者发现的一个对于肩周炎有特效的新穴位。找中平穴的时候，最好是在足三里穴下 1 寸附近用手按压找压痛点，哪个点最痛就刺激哪里，这样治疗效果才是最好的。

阳陵泉穴和中平穴的操作方法可以很灵活，一般来说是用大拇指重力

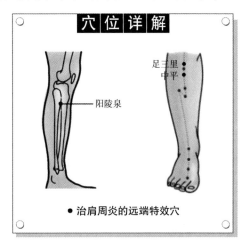

穴位详解

足三里
中平

阳陵泉

● 治肩周炎的远端特效穴

点压和按揉，同时让病人不断地向各个不同的方位活动肩关节，而且是病人越不能往哪个方位活动，就越要让他往哪里活动。病人刚开始活动肯定是不敢动，或者是活动的幅度很小，但是随着治疗次数的增加，病人就会发现肩关节的疼痛越来越轻了，胳膊举起的高度越来越高，活动的范围也越来越大。

治好肩周炎，恒心更重要

在治疗肩周炎的过程中，医生总是特别强调病人要主动配合肩关节的功能锻炼，这既是促使病人康复的需要，也是肩周炎本身治疗的需要。

那么病人平时应该怎么配合功能锻炼呢？首先，在家里要坚持经常作患肢肩关节的前伸、外展、后伸、内收、上举和360°旋肩等各个方位的活动，还有像甩手、象征性梳头、摸后脑勺、经头顶提拉对侧耳朵、经前胸触摸对侧肩胛骨、经后背反向提拉上肢（患肢弯曲置于后背，用健侧手尽量向上拉患侧手臂）以及"爬墙"等练习。

所谓"爬墙"，并不是让你真的去爬墙头，而是面对墙壁，双手手掌伸直，指尖向上贴在墙壁上，患侧上肢在健侧上肢的带动下做象征性的"爬墙"锻炼，患侧上肢要尽量达到与健侧上肢平齐的高度。如果实在不行了，就用铅笔把今天指尖达到的高度划个横线，做个记号，分别记下每次爬墙的高度，每天作2~3次。坚持锻炼一段时间后，你会惊喜地发现：墙上铅笔划的横杠会越来越高，患有肩周炎的上肢也越抬越高了，直至完全恢复正常。

肩周炎是穴位保健的一个非常好的适应证，只要病人积极地配合穴位治疗，再努力地进行自我恢复锻炼，一般好得都比较快。在这里，我想强调的是：信心很重要，信心就是你治愈肩周炎的"心药"，甚至可以说是治好肩周炎的关键。

在我几十年的行医生涯中，针灸治愈的肩周炎病人很多很多。

我就是想告诉大家，治肩周炎不到万不得已的时候不要轻易放弃。许多病人在针灸治疗过程中可能也会遇到这样的情况，刚开始治疗一段时间没有效果，就不坚持了，有点灰心丧气，失去信心了。我要提醒大家：一定要坚持治疗！刚开始治疗没有效果肯定是有原因的，但是治疗积累一段时间后，一定能看到光明、迎来曙光。请大家要有信心，坚持到底就是胜利！

坚持以"肩三针"和下肢为主要的几个穴位艾灸，再灵活地配合指压、按摩、拔罐和功能锻炼，不失为治疗肩周炎的理想之法。

车轱辘轧上了"五十肩"

我在南京曾经治疗过一位上海梅山铁矿姓方的老大姐。她得肩周炎很多年了，开始那几年，症状表现还不很严重，所以一直没有在意治疗，默默忍受着肩周炎带来的痛苦。后来她到我的门诊来看病，说前几天碰到一件很倒霉的事情，在路上被一个骑自行车的小伙子撞倒了，而且自行车的前轮子又正好从她的患肩轧过去了。当时那个小伙子把她带到医院里拍片检查了一番，结果骨头没有问题，但就是有一种撕裂一样的疼痛。她说当时一看没有问题，就让那个小伙子走了，但是这几天晚上肩膀疼得没办法睡觉，不得不来治疗。

我当时仔细观察了一下她的情况，本来就患有肩周炎两三年都没有治疗，再加上车轱辘一轧，更是雪上加霜，也给治疗增加了难度。我给她做了20次治疗，没有见到什么效果，她认为治不好了，心灰意冷了，想放弃治疗。我鼓励她说：这个病是针灸比较好的适应证，如果坚持治疗一定会治好的。她听从了我的建议，接着治疗，在原来针刺的基础上增加了艾灸、拔火罐和中药穴位注射，同时坚持肩关节的功能锻炼。

贵在坚持，功夫不负有心人。果然，到了第三个疗程的第4次，方大姐非常开心地跟我说："哎呀，王医生，昨天晚上我睡得可好了，肩膀只疼了1个小时。你说这是不是开始见效了？"后来果然是治一天好一天，第三个疗程以后，她的肩周炎就痊愈了。

方大姐的肩周炎痊愈之后，她一直按照我提出的要求，坚持上肢的功能锻炼。所以到现在超过十年了，她的肩周炎一直没有复发过。在方大姐完全治愈两年之后，有一次一个联合国邮电代表团到我们学校来考察，要参观一下针灸治疗的案例。方大姐应学校的邀请欣然而来，为外国友人现身说法，现场接受了针灸治疗肩周炎的全过程，又演示了她痊愈后肩关节的活动情况，其中的有些动作就连普通健康人都做不到，这让外国朋友们惊叹不已。

希望读者朋友们看了这一节之后，能够对肩周炎有一个初步的认识，特别要学会穴位保健治疗的具体方法和对功能锻炼的要求，为自己、为家人、为亲朋好友解除病痛。

二十八、
网球肘
一针浮刺疼痛消

2016年9月24日，在浙江金华培训新浮刺疗法培训班上，所在宾馆的推拿按摩师魏某来诉说：几天前与同事掰手腕，因暴力扭伤，导致肘部疼痛。当时查其肱骨内侧髁压痛明显，于是，以肱骨内侧髁压痛点为靶点，从小指侧肘关节上下选点，从皮下对刺，当即疼痛消失，一次而愈。

掰手腕掰成"网球肘"

前述掰手腕得病的按摩师，得的其实是"网球肘"，因网球运动员在打网球活动中肘关节比较容易受伤而命名，是以肘关节受损后疼痛、关节活动障碍为主症的疾病。伤及肘关节大拇指侧肱骨外上髁的又称"肱骨外上髁炎"或"肱骨外上髁综合征"；伤及肘关节小拇指侧肱骨内上髁的又称"肱骨内上髁炎"或"肱骨内上髁综合征"。临床上以肱骨外上髁炎中最为多见。

本病属于中医学"痹证""肘劳""伤筋"的范畴，是常见的肘部慢性损伤。多见于从事旋转前臂、屈伸肘关节和肘部长期受震荡的劳动者，如网球运动员、打字员、木工、钳工、矿工等。

针灸并用泻为主

治疗上，宜舒筋活血、通络止痛，针灸并用，泻法。可取曲池、肘髎、手三里、手五里、阿是穴（压痛点）。

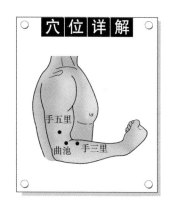

手阳明经穴按常规针刺；阿是穴可作多向透刺或多针齐刺，留针20~30分钟；并可同时施灸，也可在痛点拔气罐或小火罐。

其他疗法还有刺络拔罐：先用皮肤针在局部叩刺至局部皮肤渗血，再用小火罐拔5分钟左右，使之出血少许。隔日1次。

2015年7月下旬，湖南的一位刘姓女学员在浮刺疗法培训班上，诉说自己患右侧肱骨外上髁炎2个多月，肘关节局部不能触及。我在查找压痛点时碰触了，一下她就高呼疼痛。教学演示中，我用浮刺法从痛点下方（相当于手三里穴处）进针，针尖朝向痛点推进，施行摇摆手法后当即止痛。当时再弹及患处，就没有了痛感。2个月后她在班微信群中反馈说：老师在培训班第一个演示中扎的肘关节痛（当时不能碰的），这么久了也没有再痛。小姑娘兴奋地说，真想不到，一根小小的新浮刺针具，确实神效。

种葡萄树得的"网球肘"

陕西渭南市弟子曹育松遇到过这样一个病例：农民刘某某右侧胳膊间歇性疼痛半年，种葡萄树后疼痛加重。2019年1月22日就诊，右侧肘关节轻度红肿，外上髁压痛明显，活动受限。

治疗采用"套针浮刺"法，一针从右前臂外侧中段进针，针尖指向肘关节压痛点；另一针从右上臂外侧中段进针，针尖指向肘关节压痛点。分别摇针2分钟，摇针过程中嘱咐病人做前臂内旋、外旋以及握拳、放拳动作，病人关节立感轻松。抽针留管后，嘱暂时减少患肢活动量，两天后自行取出外套管而愈。

真　验　案

羽毛球运动员的苦恼

42岁的羽毛球运动员郭某，由于慢性劳损，三个月前出现左上肢肘关节外侧高点疼痛、活动受限。曾在其他医院诊断为"网球肘"，并做过治疗（肌肉注射止痛药水，药名不详），但效果不佳而来我诊所治疗。

我按照师父的《实用中医新浮刺疗法》一书的治疗方案，施行浮刺治疗：病人端坐，肘关节屈曲，先在肱骨外上髁找准痛点，做一记号。再分别在痛点上下（相当于手阳明大肠经循行线上）各4～6厘米处确定2个进针点。严格消毒后，选用特制粗号毫针（直径约0.48毫米、长40～50毫米），针尖对准痛点，皮下快速浅刺2～3厘米。稍事停留后，摇针2分钟左右。再按痛点时，已经基本无痛。第二天，再巩固治疗1次而愈（澳门特区弟子陈尔国）。

二十九、腱鞘炎症和囊肿点穴浮刺效果好

　　42 岁的工人周某右侧手腕背面有一直径 2.5 厘米大小的硬性囊肿，伴局部酸麻疼痛二年。曾做针灸治疗，疗效欠佳。诊断为腱鞘囊肿。

　　用无菌三棱针迅速刺入囊肿正中央内 0.5～0.8 寸，摇大针孔再急速出针。出针后由于囊肿内压力较大，胶性黏液大量溢出，再用手重力按压囊肿周围，力争一次将囊肿内囊液全部排出。最后在创口局部置一消毒的硬币，用消毒纱布加压敷盖包扎 2～3 天。如此 1 次治疗，囊肿及局部疼痛麻木完全消失，腕关节活动自如，随访一年没有复发。

两种难搞的腱鞘病

腱鞘炎起病缓慢，患指不灵活，桡骨茎突部狭窄性腱鞘炎症见腕关节桡侧疼痛，不能提重物，疼痛可向前臂放射，握拳（拇指屈在掌心）尺屈时，患处有剧痛。如果病人手指局部疼痛，有时向腕部放射，不能正常伸屈，手指用力伸屈时疼痛，出现弹跳动作、并伴有弹拨响声，又称之为"弹响指"或"扳机指"。好发于拇指，也有单发于食指、中指，极少数病人发于无名指、小指及多个手指同时发病。晨起、遇寒和劳动后症状较重，活动或热敷后症状减轻。

腱鞘囊肿是筋膜部位发生的囊性肿物，以腕关节多见，也可发生于手掌指关节和足趾的背面、腘窝等处。属于中医的"筋瘤""筋结"等范畴，多见于青壮年女性。症见患处出现圆形肿块，突出体表，大小不一，小如黄豆，大如核桃，表面光滑，边界清楚，与皮肤无粘连，推之能活动，触之有囊性感或较硬，压之稍有酸痛感。除局部症状外，一般无全身症状，关节功能不受限或轻度受限。

针灸对腱鞘炎及腱鞘囊肿都有好的疗效，可作为首选之法。

腱鞘炎简易治法

治宜舒筋活络、消肿止痛，针灸并用，平补平泻。处方以局部取穴为主，列缺（将手腕大拇指一侧向小指一侧屈曲，在离腕横纹上约 1.5 寸处找到桡骨茎突最高点的小沟中）、合谷、阳溪（手背腕横纹拇指侧前缘凹陷中）、阳池（手背腕横纹正中点）、阿是穴（压痛点）。

操作上，按摩、推拿、针刺、灸疗、火针、皮肤针叩刺、刮痧、磁疗刺激等均可。

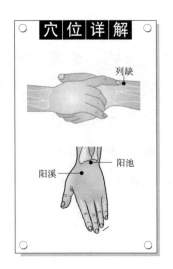

穴位详解

列缺

阳溪 — 阳池

十年腕痛一朝除

重庆一文化企业高管徐女士双手手腕酸痛无力，不能提重物，并向肘关节放射痛十余年。经市骨科医院等医疗机构以针灸、超声波、中药包敷效果不佳，有时疼痛钻心难忍，多年来一直强忍疼痛困扰。来我医馆求治时观其手腕痛点在阳池穴，肘关节痛点在曲池穴。

治疗时用套管针先在双手支沟处皮下进针，向指端阳池穴浮刺摇针3分钟；然后从手三里处向曲池穴浮刺摇针3分钟，出针后贴上创可贴后，病人即感疼痛消失。（重庆弟子周泽新）

"疼痛四针"治愈假发工

假发女工王某某因长期用手指挽绕假发，导致右手拇指关节疼痛、弹响，右手拇指不能自由伸屈，活动时疼痛，伸屈出现弹响或绞锁现象，拇指指掌关节掌侧处有压痛，可触及结节。

我运用自己独创的"疼痛四针"治疗法则，先针刺右手的太渊穴（1针）和拇指的掌指关节处（2针），再针刺左手的拇指掌指关节掌侧处反应不适处（3针），这三针留针30分钟后起针；最后在肘部以下的肺经结节或者压痛处点刺松解即出针（4针）。每天治疗1次，连续治疗7次后疼痛消失，伸屈再无弹响。（南京弟子田波）

腱鞘囊肿简易治法

腱鞘囊肿治宜行气活血、化瘀散结，以三棱针或火针局部点刺放出囊液为主，泻法。处方以局部取穴为主，阳池、囊肿局部（阿是穴）。

毫针：用粗毫针在囊肿四周呈45°分别向囊底刺入，穿透囊壁，行提插捻转泻法，留针10分钟；或用三棱针在囊肿高点处进针，直刺穿透囊壁，出针时摇大针孔，用手指重按并挤压囊肿片刻，将囊液尽可能全部挤出；最后在创口局部置一消毒的硬币，用消毒纱布加压敷盖包扎2~3天。

火针：在囊肿上选2~3个点作标记，待火针烧红后，迅速点刺。出针后，用手指由轻而重挤出囊液，最后在创口局部置一消毒的硬币，用消毒纱布加压敷盖包扎2~3天。

温针：于囊肿中央直刺1根18~20号的短粗毫针，并施以温针灸法。针后于囊肿处加压，挤出囊液，最后在创口局部置一消毒的硬币，用消毒纱布加压敷盖包扎2~3天。

真 验 案

回克义教授的火针验案

我的好友回克义教授擅长火针，这是他经治的一例病案。

女工王某38岁，左侧手腕囊肿、伴局部酸麻疼痛一年。曾做针灸治疗，疗效欠佳。

治疗时，囊肿局部常规消毒，将粗火针在点燃的酒精棉球上烧至白亮，迅速刺入囊肿内约0.3~0.5寸，急速出针，连刺3针。出针后有胶性黏液溢出，再用手重力按压囊肿周围，力争一次将囊肿内囊液全部排出。最后在创口局部置一消毒的硬币，用消毒纱布加压敷盖包扎2~3天（3天内不要沾水）。如此1次治疗，囊肿及局部疼痛麻木完全消失，腕关节活动自如，随访一年没有复发。

【友情提醒】

1. 操作时要注意局部严密消毒，防止感染。囊肿排出囊液后局部加压是关键环节。

2. 治疗期间和治愈之后1个月内，患部应注意保暖，避免寒湿的侵入。

3. 如囊肿复发，再予针治，依然有效。

三十、
腰痛原因有三种
辨证论治是关键

从人类开始直立行走的那一天起，我们的腰部就承受着来自身体的压力，给腰部健康埋下了隐患。很多人因为过于劳累或不慎扭伤等，不可避免地产生了腰痛。

腰椎是我们人体活动幅度最大的椎体，每天的负重量也很大。因此腰部的活动机会多，损伤的机会也就多。我们来看看"腰"这个字是怎么写的，它是"月"字旁加一个"要"字，也就是说"腰者，一身之要也"，说明腰是人体中极其重要的一个部位。

现在越来越多的人出现了腰痛的问题，患腰痛的重要原因是人体经常处于一种前屈状态，如洗漱、吃饭、移动物品、家务劳动、伏案工作、伏身开车等。有统计表明，正常工作的人腰椎每天前屈次数能多达 3 000～5 000 次，但后伸的动作很少。长此以往，便造成腰椎间盘应力不平衡，腰椎后方韧带过度牵伸，从而引起腰痛和腰部不适，甚至带来腰部疾病的困扰。

常见腰痛有三型

中医把腰痛分为风寒湿型、气滞血瘀型和肾虚腰痛型三种类型。

第一种是风寒湿邪引起的腰痛，是由于平日里没有注意防寒保暖，腰部受到了风寒的侵袭，以致一遇到刮风下雨、天气变化就会腰痛。这种类型的病人喜欢放个热水袋在腰部，腰部暖和以后就会感觉非常舒服；气候转暖和晴天有太阳的时候，腰痛就会明显好转。

第二种腰痛属于气滞血瘀型，一般都是跌打损伤造成的，就是说病人有跌打损伤的病史，比如说曾经扭伤过，或者殴打致伤、交通事故；另外还有一些外科手术造成的损伤，还有一些人是长年累月形成的骨质增生、骨刺，我们也都把它们归为气滞血瘀型腰痛。

气滞血瘀型的腰痛有两个判断标准，第一个是病人有跌打损伤的病史，第二个是拍片检查，有骨质增生或者腰椎肥大的现象，满足以上两个条件的腰痛都属于气滞血瘀型腰痛。

还有一点大家需要注意，气滞血瘀型的大部分病人都伴有一条腿的坐骨神经痛，其他两型的腰痛一般不会有这种症状。

第三种腰痛是肾虚腰痛。这个类型的腰痛病人一般都是一些老年人，因为人在成长过程中，肾脏是在不断衰老的，再加上经年累月的工作操劳，就会导致腰痛。这个类型的腰痛跟风湿性腰痛比的话，疼痛的程度要轻，是一种隐隐的酸痛，病人会经常腰酸腿软、头晕耳鸣，而且怕冷。

我们经常在一些电影或电视剧上看到这样的镜头：一个地主老财的身旁有一个小丫鬟专门给他捶腰，她们都是轻轻地捶，为什么呢？因为地主们的腰痛不是很厉害，不能重捶；地主们过去是妻妾成群的，性生活显然是偏多的，因此肾虚腰痛就比较多见。

治腰痛的局部取穴及操作

穴位治疗腰痛，自然就要把腰部的穴位作为刺激的主要目标。第一个穴位叫肾俞穴，既然"腰为肾之府"，那我们就要选跟肾关系最密切的穴位，那就非肾俞穴莫属了。第二个穴位是腰阳关穴。

肾俞穴在第2腰椎棘突下旁开1.5寸的位置，我们可以先找到肋弓最下面的第12肋骨，左右肋弓下缘的水平连线大约就是通过第2腰椎的；然后再找到肩胛骨内缘到脊柱的中点，就是脊柱旁开1.5寸，这样就能准确地找到肾俞穴了。

腰阳关穴在腰骶部后正中线上第4腰椎下的凹陷中。正常情况下，腰阳关穴正好在皮带的下面；还有一个找到腰阳关穴的好方法：摸到自己两边胯骨的最高点，然后在这两个最高点之间连一条线，这条线经过的第4腰椎下面就是腰阳关穴。

穴位详解

肾俞

腰阳关

● 治腰痛的局部取穴

腰部这2个穴位的操作最好是由别人来做，可以首选指压、按揉法，或者是用手掌搓擦法。一般要按揉100~200下，把局部搓擦得很热，能起到疏通经络、抵御风寒的效果。

再就是用艾灸、拔火罐或皮肤针叩刺法，特别是跟天气变化关系密切的腰痛，艾灸、拔火罐是最合适的。由于腰部宽阔、平坦，具体可用艾灸盒施灸和推罐法施术。

治腰痛的远端取穴及操作

说完了腰部的局部穴位，我们再来看看远端取穴。在我们的腿上有一个很重要的治疗腰痛的穴位，那就是膀胱经在腿上的"委中穴"。所谓"委"就是指弯曲的意思，"中"就是指中间，因此取委中穴时要弯着腿，委中穴就在我们的腿弯（腘窝）正中央。

委中穴在针灸学上被列为治疗腰背疼痛的最重要的远端穴，因为膀胱经在背部左右各有两条，一共是4条，它们经过背部、腰部、臀部、大腿，然后都汇聚在委中穴这里，所以一刺激这个地方，就可以起到"一穴通数经"的作用。把委中穴列为治疗腰背疼痛最好的腧穴是最恰当不过了，故有"腰背委中求"的歌诀。

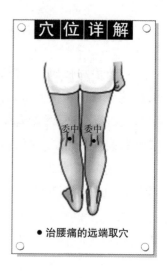

穴位详解

委中　委中

● 治腰痛的远端取穴

对委中穴的操作方法有以下几种：第一种是指压、按揉法，可以用大拇指或中指点压、按揉委中穴，双手同时操作；第二种操作方法是皮肤针叩刺法，或直接用无菌三棱针、采血针、缝衣针刺破穴处怒张的静脉血管，排除瘀血（如果觉得出血量不够，还可以在点刺出血的基础上加拔气罐，以助排血）。

如果是腰扭伤的话，用皮肤针敲打是非常必要的，最好是不要按揉，就直接用皮肤针敲打，而且要把两边的穴位都敲出血，出血量可以稍微大一些。也可以用针在委中穴进行点刺放血，点刺前首先要不断地拍打委中穴，拍打以后会发现这个地方有一条很粗的静脉，把针消毒后，再刺破静脉让它出血。可以用三棱针，也可以用一根比较粗的缝衣针来点刺放血，当然，皮肤针更安全一些。大家不要心疼出的这些血，因为这些血已经没有功能了，都是废血，不妨让它多出来一点，还可以达到推陈出新的目的。放出来的血可以擦掉后再叩刺，再擦掉，等看到流出的血液颜色慢慢变淡，一直到变成了鲜红色为止，这个时候就不要再叩刺了。

在进行穴位操作时，有一点大家一定要注意：不管在委中穴上实行的是按揉法、皮肤针叩打法，还是三棱针刺血法，都要在操作的过程中让病人配合活动腰部。这是对远端取穴的共同要求，这样做腰痛会恢复得更快。

注意：由于委中穴处有大神经和大血管经过，故不能用灸法，以防可能导致的损伤。

治疗腰痛还有一个非常常用的远端取穴，那就是我们前面在落枕章节里提到的后溪穴。后溪穴虽然不属于督脉，但它通过交大椎穴与督脉相通，从古至今一直是治疗督脉所通脊柱病的要穴。尤其对颈椎病、落枕、急性腰扭伤和腰椎间盘病变疗效独特。

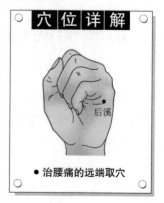

穴位详解

后溪

● 治腰痛的远端取穴

用后溪治腰痛时，要求一边行针一边活动腰部。

一点就通2：家庭救急的指尖备急方

152

治肾虚腰痛的配穴及操作

治疗肾虚型的腰痛除了腰阳关和肾俞这 2 个主穴之外，还要再加 2 个穴位——关元穴和气海穴。

关元穴位于腹部正中线脐下 3 寸的地方，可以用横指同身寸取穴法，把食指、中指、无名指和小指并拢，以中指横纹为标准，这四指的宽度为 3 寸。气海穴在腹部正中线脐下 1.5 寸，也就是肚脐与关元穴连线的中点。

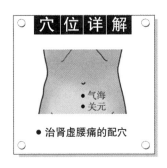

穴位详解

●气海
●关元

● 治肾虚腰痛的配穴

关元穴和气海穴是两个补肾大穴，关元穴是元阴、元阳交关之所，元阴、元阳也即肾阴、肾阳，关元穴就是一个善于补肾阴、肾阳的穴位，常灸关元穴不仅可以治疗一系列肾虚证，还可以获得延年益寿的保健效果。

气海穴，从它的名字我们就能体会到，这个穴是我们全身之气聚集的地方，穴位在下焦，当然可称为是人体的"元气之海"了。所以，气海穴也是个补益肾气特别好的穴位。

气海穴与关元穴合用，相得益彰。

真 验 案

腰痛怎么灸肚子

曾经有一个腰痛老者找我诊治，我通过问诊和检查，认为是"肾虚腰痛"。于是让他侧卧，对下腹部关元穴、气海穴进行施灸，对腰部肾俞穴做拔罐。

老人不解地问：医生，我是腰痛，不是肚子痛，你怎么在我肚子上治疗啊？我说：你这是肾虚腰痛，要补丹田之气，这是治本之法，也是我们中医针灸用穴位治疗的一种奥妙之处——"前后配穴法"。

经过 15~20 分钟的治疗以后，老人躺在那里说：医生，我现在感觉非常好啊，腰已经不痛了，而且全身都感到舒服。

治疗结束后，老人连声说：奇怪！奇怪！当然也还有另外两个字：谢谢！谢谢！

气滞血瘀型腰痛的加穴及操作

气滞血瘀型的腰痛，包括跌打损伤、骨质增生等引起的腰痛，可以着重操作这两个穴位——人中穴和腰痛点。

人中穴是一个大家都比较熟悉的穴位，就在我们的鼻子下面，它为什么能治疗急性腰扭伤这类气滞血瘀型的腰痛呢？因为人中穴是属于督脉的一个穴位，督脉就在我们身体的后正中线上，与脊柱相重合。而扭伤十有八九是督脉的损伤，腰椎损伤就意味着经脉也受到了伤害，所以说人中穴可以起到疏通督脉、缓解腰痛的作用。

有人听到"腰痛点"这个名字，会以为就是在腰部寻找阿是穴，其实不然。腰痛点在我们的手背上，我们先找到指掌关节与腕关节这一段距离的中间位置，再摸第2、3掌骨和第4、5掌骨之间的两个凹陷，凹陷的中点就是腰痛点了，每只手有2个腰痛点，左右共4个。穴位找对了的话，用手轻轻掐按，病人会有酸痛的感觉。

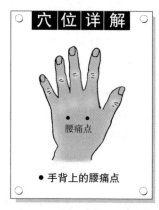

穴位详解

腰痛点

● 手背上的腰痛点

操作的时候，可以分别用拇指和中指掐按腰痛点，力度可以重一些，因为气滞血瘀型腰痛需要较强的力度，才能够疏通经络、行气活血。同时让病人活动腰部，速度可以慢一些，活动的幅度由小到大。

真 验 案

痛得不能动的腰立刻好了

1976年上半年，我还在武汉工作的时候，随医疗队下乡巡回医疗。有一次路过一个水利工地，发现有一个农民因为抬石头不慎把腰扭伤了，当时疼痛难忍，腰一动也不能动。我当即给他针刺了人中穴和后溪穴两个穴位，并让他活动活动腰部。这位农民工一边活动一边说"好！好！好！"几分钟后就惊呼"不痛了，不痛了！"原来不能动的腰也能活动了。

2009年10月我到美国讲学前夕，南京市公安局的一位朋友腰扭伤了，来到南京中医药大学找到我要求针灸治疗。也是经过和上面那个病人一样的治法，2次而愈。

上面讲的是别人的腰扭伤，下面我给大家讲讲我自己腰扭伤的情况。

明天要讲课，今天把腰扭了

2010年4月23日下午，我在下蹲时突然把腰扭了，当时就不能站起来正常行走了。我心里非常焦急，因为第二天一大早我就要到常州市去为市民们做针灸穴位养生保健讲座。自己腰痛，不能伸直，还怎么做讲座呢？

为了不影响第二天的讲座，情急之下我就自我按压人中穴、后溪穴、腰痛点和委中穴，一边按压，一边慢慢活动腰部，腰痛很快也就好了，人也能站直了，为了巩固疗效，晚上我还围着小区的湖岸快走了2圈。由于治疗及时、方法得当，第二天的讲座丝毫没有受到影响。

有的病人可能会说了：我腰扭伤两三年了，已经变成慢性腰肌劳损了，该怎么办？对于急性腰扭伤没有及时有效的治疗而转为慢性腰肌劳损的病人，我们可以在他腰背部用指压、按摩、艾灸、拔火罐的方法来治疗。如果选用膝部的委中穴，就只能用指压轻轻按揉或皮肤针轻轻叩刺，不适合重叩出血了。

歪打正着，一次而愈老腰痛

记得是1976年，我在武汉公安局工作的一位高中同学，多年前患急性腰扭伤，后来只要天气不好就发作（慢性腰肌劳损急性发作），到针灸科门诊找我给他拔罐治疗。我给他在腰背部拔了6～8个大罐，拔上火罐后由于病人很多，忙不过来，就把他给忘了。

过了一段时间，他喊我，问时间到了没有？我一看，哇！已经40多分钟了，不是时间到没到的问题，而是超过了正常拔罐时间的4倍之多了（每次拔火罐的时间一般控制在10分钟左右）。我赶忙取罐，结果每一个火罐下都起了许多血疱，马上作相关处理，用消毒针刺破血疱，用棉球把里面的血水压出来（不能把疱完全挑破，否则破皮之处碰到衣服摩擦会引起疼痛，或者造成感染），再涂上一点烫伤膏、黄连膏，敷上干净纱布。

经过这样的处理，他身上的创口很快就愈合了，而且没留下瘢痕。几天后，那位朋友打电话给我说，他的腰痛竟然 1 次而愈，而不像原来每次发作都要做 3 ~ 5 次拔罐治疗了。

此事给了我们一个启发，就是中国有一句成语叫做"物极必反"，我上面讲的那个病例就是"物极必反"的道理，一次饱和刺激量带来的特殊治疗效果。就像有的人会在扎针的时候因刺激量大了而晕倒（医学上称为"晕针"），但是往往这类病人的疗效要比不晕针的人好得多。所以，在针灸学中又有一句行话叫做"十针不如一晕"，就是说针治 10 次，还不如晕针 1 次的治疗效果。

说这个病例其实也是为了告诉大家，我们向大家所介绍的家庭穴位保健方法，都是很安全的，大家完全可以放心使用。有时候艾灸或拔火罐，可能会因为火力太强或者时间太久出现水疱、血疱什么的，这也不要紧，大家不必紧张。其实，中国古代以及 20 世纪 30 年代日本盛行的发疱灸法、瘢痕灸法，还提倡有意识地灸出水疱来，并且还将灸后是否发疱（谓之"灸疮"），作为灸疗效果的依据呢！现代有研究表明：水疱的产生和灸疮的出现，是机体的一种蛋白质变异现象，这种异性蛋白的刺激，就像人们种牛痘防天花一样，能够提高机体的免疫防卫能力，提高治疗效果。

那么，为什么现在在艾灸或拔罐过程中还要防止起疱和烫伤呢？主要有以下几个原因：一是避免增加病人不必要的疼痛；二是防止出现感染；三是为了使灸疗能顺利地在广大群众中得以推广、普及，避免有人因为会起水疱而不愿接受这种对防病保健、益寿延年有着重要意义的绿色疗法。

一点就通 2：家庭救急的指尖备急方

三十一、坐骨神经痛按穴就轻松

　　56岁的何女士，因夜晚睡觉时腿伸于被子外感受寒凉，而致右下肢持续掣痛。白天不能活动，夜间无法入眠，疼痛难忍，不可言状。由家人抬来诊治。当时病人呻吟不止，哭号不已。经查诊断为"干性坐骨神经痛"（足太阳经型）。急取患肢环跳、殷门、委中、阳陵泉、承山、昆仑6穴，以电针连续波、快频率强刺激30分钟，当即疼痛大减，停止哭号、呻吟。次日自己挂拐杖前来复诊，3次即告痊愈。半年后随访未见复发。

足太阳经型治效好

针灸治疗坐骨神经痛见效快，疗效显著。坐骨神经痛是指沿坐骨神经通路（腰部、臀部、大腿后侧、小腿后外侧及足外侧）以放射性疼痛为主要特点的综合征。

本病以腰部或臀部、大腿后侧、小腿后外侧及足外侧出现放射性、电击样、烧灼样疼痛为主症。患肢不敢伸直，常呈保护性体位，身体向健侧倾斜，直腿抬高试验阳性。通常分为根性坐骨神经痛和干性坐骨神经痛两种，临床上以根性坐骨神经痛多见。

针灸分型主要根据疼痛放射的路线，沿下肢大腿及小腿后缘疼痛一直放散到足踝、足背、足趾的为足太阳经型。我的临床体会，此型多属干性坐骨神经痛，疗效较好，疗程较短。沿大腿后缘以及小腿外侧疼痛一直放散到足踝、足背、足趾的为足少阳经型，此型多属根性坐骨神经痛，疗程较长，疗效较差。

最安全数浮刺法

治疗上宜通经活络、疏筋止痛，针灸并用，泻法。处方以足太阳经或足少阳经穴位为主。

足太阳经型：环跳、阳陵泉、秩边、承扶、殷门、委中、承山、昆仑。

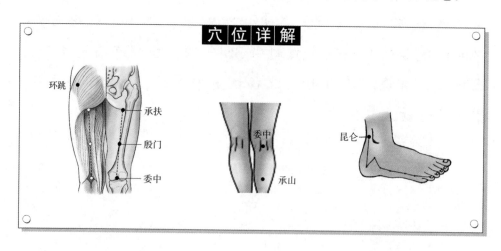

穴 位 详 解

环跳　承扶　殷门　委中　委中　承山　昆仑

足少阳经型：环跳、阳陵泉、风市、膝阳关、阳辅、悬钟、足临泣。

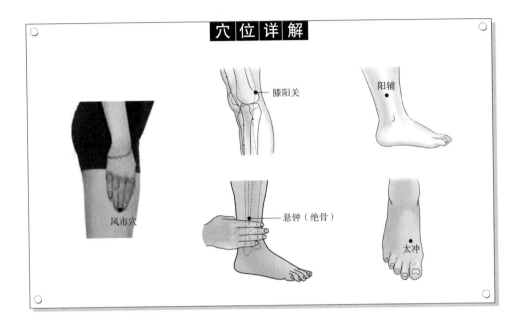

穴位详解

膝阳关

阳辅

风市穴

悬钟（绝骨）

太冲

诸穴均可按摩、推拿、针刺、灸疗、火针、皮肤针叩刺、刮痧、磁疗等。常规针刺也比较安全，用提插捻转泻法，以出现沿腰腿部足太阳经、足少阳经向下放射感为佳。

最安全的针刺法要数浮刺法：先找准痛点，在离开痛点 5～6 厘米处下针，就像打靶一样，针尖从皮下进针并对准痛点推进，离痛点 2～3 厘米即停，针体带动针尖在皮下左右摇摆 2 分钟左右，一般疼痛即会减轻或消失。

也可取刺络拔罐法：用皮肤针叩刺腰骶部出血，再加拔罐，使之出血更多；或用三棱针在压痛点刺络出血并加拔火罐。

【友情提醒】

1. 本病急性期应卧床休息，最好睡硬板床，腰部宜束宽腰带。配合腰部牵引和推拿按摩治疗。

2. 本病经过治疗取得疗效或痊愈后，必须注意善后调理，以防复发。

手针一次治愈腰腿痛

51 岁的戚先生左侧腰腿后侧以及膝关节胀痛半个月，抬腿受限，轻微影响走路。曾自行贴敷膏药无效，来我处治疗。因当天病人多，无法为其安排床位，就让他坐着等候扎手针。

嘱病人双手半握拳，拳眼向内，取双手虎口处的合谷穴，消毒后刺向手心劳宫穴 5~8 分；再取双侧液门穴（第 4、5 指掌关节前 5 分）消毒后由前向后透刺中渚穴（第 4、5 指掌关节后 5 分）1 寸许；最后再取第 5 指掌关节后下纹头端的后溪穴，消毒后快速透掌心劳宫 1 寸左右，待每穴都得气（针刺部位有酸麻胀重的感觉）后，留针 30 分钟，中途提插捻转行针一次，同时要求病人尽量活动腰部及左下肢。

第二天早晨起床时，病人发现之前的疼痛症状均已消失。于是兴奋地前来诊所报喜（苏州弟子钱娟）。

三十二、
膝关节炎老化病
针按结合能减轻

广州市政医院骨科钟士元教授 2016 年 8 月 2 日来微信告知：他最近治疗一位半月板三度损伤、前交叉韧带断裂、膝关节肿痛、无法行走的病人，其他医院建议手术（手术费约 6 万），被病人拒绝。钟士元教授把针灸、手法、易罐等多种方法集中起来，作用于患部，第一次治疗后，病人当场就能下床走路。仅治疗 3 次，病人就能自如地蹲下、站起和走路，非常满意和开心。

退行性膝关节炎也即"膝关节增生性关节炎"，是指常年慢性劳损导致的膝关节骨质增生，从而引起一系列症状和体征的一种疾病。

退行性膝关节炎主要表现为膝关节疼痛、肿胀，局部有压痛，功能活动障碍、行走困难、下蹲及上下楼困难并使疼痛加剧。

病情与天气变化关系密切，病程长久可致关节僵硬、肌肉痉挛、关节变形等严重改变。

按摩针灸方法多

治疗上宜温经通络、行气活血，针刺为主，寒者加灸，泻法或平补平泻。处方以膝关节局部经穴或阿是穴为主，鹤顶、（内外）膝眼、阳陵泉、阴陵泉。每穴操作 2～3 分钟，结束后反复做膝关节的屈伸、内收、外展、旋转活动。每日或隔日 1 次。

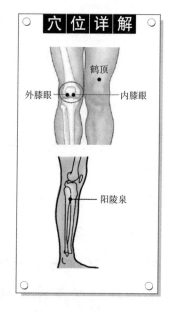

诸穴均可按摩、推拿、针刺（包括浮刺）、灸疗、火针、皮肤针叩刺、刮痧、磁疗等。局部阿是穴采用围刺法，或用隔姜灸，加拔火罐；膝关节高低不平，拔罐有一定难度，宜选择小号罐具拔鹤顶、血海、梁丘、委中、阳陵泉等穴，留罐 10 分钟左右。

刮痧：在膝关节局部及其周围穴位自上而下刮痧，重点刮压痛点，刮至局部出现痧痕为度。每周 2 次。

皮肤针：在病变局部用皮肤针重力叩刺，致局部皮肤散在出血为佳；疼痛较重者可在皮肤针叩刺出血的基础上拔罐。每日或隔日 1 次。

三棱针：在病变局部用三棱针点刺或散刺出血，再加拔火罐。适用于病程长、以麻木为主症者。

辽宁弟子的刺血 + 透刺法

61 岁的退休教师王某是辽宁人，以前身体非常棒，经常和同事爬大黑山。后来患了风湿性关节炎，经常疼痛，爬不动了。再后来左膝关节肿痛，蹲起动作艰难，影响走路，尤其是爬楼梯时疼痛更甚。2017 年 11 月 3 日前来就诊。

首次治疗在血海、梁丘、委中穴及红肿局部刺血，后又针刺内外膝眼、鹤顶、阳陵泉透阴陵泉，接电针治疗仪连续波，留针 30 分钟，当时疼痛减半。同时配合中药（桂枝芍药知母汤）口服。治疗 4 天后，病人已无疼痛感，第 5 天病人主动要求再针灸 1 次，以巩固疗效。（大连弟子王雪芳）

特别推荐浮刺法

我的老朋友，北京世界针联套针研究院院长侯国文教授，曾用浮刺法有效治愈原卫生部计财司宋司长的膝关节病。宋司长不能自行上下楼梯，夜间经常疼醒，北京多家医院诊为"退行性膝关节病"，治疗疗效不理想，建议手术置换关节。2015 年 4 月经侯国文教授用套针浮刺法治疗 1 次，当即痛止；3 次临床治愈。宋司长高兴地写道：浮刺疗法，简便易行，疗效显著，值得推广！

浮刺法可在膝关节上下选择痛点：痛点在膝关节水平线以下则在膝关节至踝关节之间选择进针点，针尖向上进针；痛点在膝关节水平线以上则在膝关节以上选择进针点，针尖向下进针。

对膝关节韧带损伤、半月板损伤、髌下脂肪垫损伤等，应在膝关节局部及其周围穴位用艾条温和灸，或艾炷隔姜灸 3 ~ 5 个，每穴 2 ~ 3 分钟。每天或隔天 1 次。

2016 年 9 月，我的北京新浮刺疗法培训班上有个学员，说她的妈妈双膝关节骨质增生，平时不能多走路，走路疼痛，不能下蹲、起立，上下楼梯需要搀扶，吃力且疼痛难忍；平时双下肢冰凉，双膝关节尤甚。我现场示范治疗，从双侧足阳明胃经上选任意部位，从下向上用"接力"针法，摇针后留针；同时，膝关节局部用毫针加刺膝眼、阳陵泉二穴。取出毫针后病人膝关节疼痛大大减轻，兴奋地登上教室的台阶，自己下蹲、起立，对治疗效果非常满意，并向我鞠躬致谢。次日，学员微信告知：妈妈回家时已经能够不要搀扶自己上楼梯了，上楼梯时双侧膝关节疼痛大为减轻，也不怎么吃力了。鉴于病人双下肢以及膝关节特别冰凉，我嘱咐她今后多在膝眼、足三里、三阴交穴施行温针灸法。

真 验 案

夏天都要用棉护膝

72 岁的黄婆婆双膝关节肿痛二十余年，怕风、怕冷，夏天双腿都要用棉质护膝。近 1 年不能下蹲，走路需要拄拐杖。诊断为：骨质疏松、双膝关节骨关节炎。曾收治住院给予维生素 D 针剂、碳酸钙、骨松宝、西乐葆、静脉注射唑来膦酸钠，还用了脐针、平衡针、首尾穴、火针。虽然治疗有效，但二十多次后病人还不能脱离拐杖，治疗遇到了瓶颈。

2020 年 11 月 2 日，也就是我跟随王启才教授学习浮刺疗法的第二天，我试着在黄婆婆膝关节附近找了 3 个痛点做了标记，按照浮刺针法操作常规，分别在痛点垂直线上下 4 厘米处沿皮下进针，针尖对准痛点，然后做苍龙摆尾约 2 分钟，呈二龙戏珠之状。病人当时就说疼痛消失，留针不到 1 小时，病人下床后便可以行走自由，脱离拐杖下楼了。我好兴奋！（东莞弟子马超）

【友情提醒】

膝关节病痛，新浮刺疗效多数情况下较好，有时可收针入病除之效。但对膝关节骨性关节炎、韧带损伤、半月板损伤、髌下脂肪垫损伤等伴有器质性病变引起的疼痛，针灸不容易使疼痛完全消失，需要多次针刺加灸等综合治疗。

江苏盐城的林女士是2016年9月新浮刺疗法培训班学员的家属。她左侧足底疼痛近半年，不能着地（扁平足），曾做X线检查，有跟骨骨刺。经浮刺内侧复溜穴向下透刺太溪穴、外侧跗阳穴向下透刺昆仑穴，摇针并配合叩击足底3分钟左右，当即局部疼痛减轻，但仍不能下地走动。留针一个多小时后，林女士左足底疼痛大减，即可自如行走。

症状简单，病因复杂

足跟痛是急性或慢性损伤引起的足跟部疼痛。症状虽然简单，但病因复杂，且多缠绵难愈。一般多因人从高处落下，强大暴力撞击足跟底部，或走路时足跟部被高低不平的路面或小石子顶挫致伤。因职业关系长期站立于硬板地，扁平足，跑跳过多，足底跖筋膜、肌肉、韧带长期处于紧张状态，反复牵拉跟骨附着处等，可引起足跟底痛。跳跃运动员踏跳过多，长跑运动员用前足掌蹬地过多，由于跖腱膜、屈趾短肌、跖方肌以及跖长韧带等反复牵拉，日久也可发病。

根据不同的损伤原因，可致跟底脂肪垫、滑液囊及骨膜挫伤，或跖腱膜、屈趾短肌等在跟骨结节前方附着处的牵拉伤。损伤后，跖筋膜附着处可发生充血性渗出，脂肪垫充血、肿胀，滑囊慢性炎症，跟骨骨膜增生，产生骨刺等改变。

病人多在中年以上，有急性或慢性足跟部损伤史。站立或走路时足跟及足底疼痛，不敢着地。疼痛可向前扩散到前脚掌，运动及行走后疼痛加重，休息减轻。

针灸治疗本病疗效可靠。但有些病例不能一时治愈，须坚持治疗，或配合其他方法综合治疗。

真 验 案

老友回克义教授的火针绝技

我的老朋友回克义教授的火针疗法是一绝，治足跟痛可谓针到痛消。2006年9月，有个右侧足后跟疼痛10个月的跟骨骨刺病人求治。10个月来，病人间断服用骨刺平片、芬必得，采用中药泡足、理疗等，疼痛未能减轻。近2周疼痛加重，足跟不能着地，行走极度困难。经针灸治疗10天无效，故而求回教授施以火针。

回教授取穴太溪、照海、昆仑、申脉、悬钟、承山、阿是穴，用中号火针在燃烧的酒精棉球上烧至白亮，对准穴位速刺疾出，深度为0.4～0.5寸。隔天1次。经过3次治疗，足跟疼痛完全消失，随访一年未复发。

边针边叩地增强疗效

一般来说，对足跟痛的治则为疏经通络、化瘀止痛，针灸并用，泻法或平补平泻。处方以足跟局部穴位为主，太溪、照海、昆仑、申脉、悬钟、阿是穴。

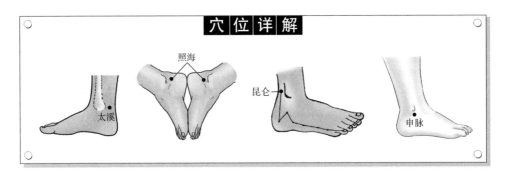

穴 位 详 解

照海

太溪

昆仑

申脉

按摩、推拿、针刺、灸疗、火针、皮肤针叩刺、刮痧、磁疗等均可。太溪、昆仑常常采取互相透刺法，申脉、照海则刺向跟底部，其他穴位常规针刺，针灸并用。针灸对侧足跟的太溪、昆仑穴时，可令病人不断作患侧足跟快速叩地的动作，能够增强治疗效果。

如果是踝关节扭伤，除了在上述穴位的基础上，还可以运用肢体全息对应的理论，分别选取上肢腕关节的大陵和阳池二穴治疗。一边治疗，一边活动病变部位，往往能当即收效。

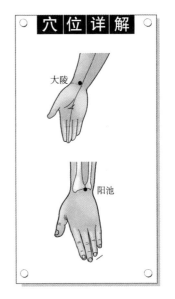

穴 位 详 解

大陵

阳池

【友情提醒】

1.针灸治疗本病疗效可靠。但对有些病例非一时能治愈，须坚持治疗，或配合其他方法综合治疗。

2.急性期应注意休息，症状缓解后应减少站立和步行。平时宜穿软底鞋，或在患足鞋内放置海绵垫。

　　一位45岁的匈牙利女按摩师2019年5月初诊。自述两个月前郊游后右足跟疼痛，行走、承重和受寒时严重，平卧、休息、保暖时好转，无其他关节红肿热痛。我应用浮刺疗法通经活络止痛。

　　根据疼痛部位沿经找到紧张压痛点在承山穴附近，用粗毫针在痛点上半寸、针头指向疼痛处快速刺入皮下，改针头以浮刺入皮下疏松结缔组织，以"青龙摆尾"针法左右摇摆，配合"循而摄之"的远刺近动的行气手法，以加强治疗作用。同时嘱病人自己动足跟，前后左右牵动10分钟后带针下地行走。病人自觉足跟后及小腿明显放松，疼痛明显减轻。

　　两天后复诊，我再次取承山穴并加跗阳穴，以同样浮刺法加左右摇针手法5分钟，病人疼痛彻底缓解。一周后复诊无复发。（匈牙利布达佩斯弟子王丽芬）

一点就通2：家庭救急的指尖备急方

168

三十四、
中气不足易脱肛
补中益气有良方

67 岁的韩先生因痔疮伴轻度脱肛来诊，自述肛周肿胀疼痛，活动或劳作后痔核脱出肛外，需自己动手回纳方可，二便可。舌淡胖、苔薄黄，脉实偏数。诊为"痔疮"（湿热下注型）。

治疗：健脾益气、祛湿清热，取后神聪（头顶百会穴后 1 寸）透刺百会（百会同时悬灸 15 分钟），小腿肚承山、飞扬二穴（均斜上 45° 进针），中背部胃俞向上透刺脾俞，大肠俞针尖向上斜刺。每日 1 次，留针 30 分钟。10 次为 1 个疗程，一疗程后痊愈。（威海弟子李保勃）

中医学认为本病病位虽然在大肠，却与肺、脾、肾等脏腑密切相关。病人以肛门脱出为主症。轻者排便时肛门脱出，便后可自行回纳；重者稍劳、咳嗽也可脱出，便后需用手帮助回收，伴神疲乏力、食欲不振、排便不尽和坠胀感。

针灸治疗对轻度直肠脱垂疗效显著，重度脱肛应采取中西医综合治疗。

香烟也能灸上去

1976 年夏天，我还在湖北中医学院工作期间，曾经到革命老区麻城巡回医疗。有一天路过一个村子，见一位老农表情痛苦地蹲在路边，遂上前询问。老农说自己"掉别肚"了。经陪同的当地医生解释，方知是患有"脱肛"，现在肛门脱出了。

于是我就地为病人针刺百会、承山、足三里穴，百会、足三里还同时加灸。开始治疗的时候，当地医生为老农点了一支烟，就用他的烟进行施灸。约莫过了 5 分钟，烟快要灸完的时候，只听老农连声说："好！好！上去了，上去了！"

膀胱经穴效果显著

脱肛治则一般脾虚气陷、肾气不固者补中益气、培元固本，针灸并用，补法；湿热下注者清利湿热、提托止痛，只针不灸，用泻法。选穴以膀胱经穴位为主，百会、气海、承山以及承筋穴。

百会位于巅顶，为督脉与太阳经之交会穴，气属阳，流于督，针灸并用能使阳气旺盛，有升阳举陷之功；气海调补脾胃、益气固摄。

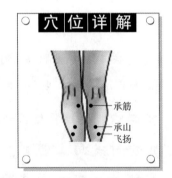

穴 位 详 解

承筋
承山
飞扬

足太阳经有一条分支经脉小腿下的承山穴分出一支，别入肛门，取足太阳经之承山、承筋和飞扬穴清泻肛肠湿热、消肿止痛。

百会和气海穴用艾灸温和灸或雀啄灸法；承山、承筋、飞扬穴向上斜刺，或者重力点压、从下向上刮痧、皮肤针叩刺或皮肤滚针滚刺，使针感能向上传导。治疗过程中，病人最好能配合反复做提肛、收肛动作。

一点就通 2：家庭救急的指尖备急方

三十五、
治痔宜取膀胱经
承山飞扬能搞定

俗话说：十人九痔。凡是直肠下段黏膜和肛管皮肤下的静脉丛淤血、扩张和屈曲所形成的柔软静脉团都称为"痔"。是最常见的肛肠疾病，以久坐办公的成人多见。针灸对减轻痔疮疼痛和出血等症状有较好的疗效。

中医学认为：本病多因脏腑本虚，感受风湿热燥之邪，兼久坐久立，或负重远行；或饮食失调，经常过量饮酒、嗜食辛辣肥甘煎炸之品；或长期便秘、泻痢；或劳倦、胎产、腹部肿瘤等均可导致肛肠气血不调，络脉瘀滞，蕴生湿热而成痔疾。

临床表现以肛门脓肿、疼痛、流脓、瘙痒或痔核脱出、便血等为主症。根据痔核的位置可分为内痔、外痔、混合痔三种。

久痔术后复发被制服

十人九痔，此言不虚。久坐办公伏案工作近五十年的我，没有逃脱痔疮的霉运。我从二十世纪七十年代初就开始便秘，患外痔，武汉制药厂的马应龙痔疮膏是我离不开的"朋友"。至今四十年病史的我，有痔核，除了疼痛之外，还时而伴有痔疮下血。1997 年，我赴西非贝宁共和国讲学，由于当地一年两季（旱季和雨季）都是 35℃左右的高温，加上饮食不适应，痔疮难免加重，不得不请中国外科医生给我做了外科手术。

七年无事之后，2004 年，我的痔疮旧病复发。主要是那个时期本人承担了国家高等中医药院校新世纪规划教材《针灸治疗学》主编和《针灸学》主审工作。日以继夜、夜以继日地工作，又坐出了痔疮。

教材工作结束之后，我接受了江苏卫视和山东卫视的中医养生讲座，以及南京金陵老年大学和华夏老年大学的中医养生课程邀请。我也认识到，不能再这样不顾惜身体，开始在生活中实践中医养生。经常按摩或刮痧承山和飞扬二穴防止痔疮发作，就成了我的常规作业。

而今，我的痔疮已经十几年没有再发作了。

足太阳经穴是主穴

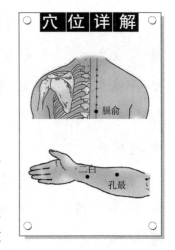

气滞血瘀、湿热瘀滞者宜行气活血、清热利湿，只针不灸，用泻法；脾虚气陷者宜健脾益气、升阳举陷，针灸并用，用补法。处方以足太阳经穴为主，百会、二白、承山、飞扬；有痔疮出血加膈俞和孔最。

针刺安全度高，百会穴沿着头皮下向后透刺，并加用温和灸或雀啄灸法；承山穴向上斜刺，使针感向上传导；二白、孔最直刺，膈俞向下沿皮刺，可出血，都可以重力点压、刮痧、皮肤针叩刺或皮肤滚针滚刺。治疗过程中，病人最好能配合反复做提肛、收肛动作。

其他疗法还有三棱针法：取上嘴唇唇系带正中的龈交穴点刺出血；挑治法：

在胸 7 至腰骶椎旁开 1 ~ 1.5 寸范围内，寻找痔点（红色丘疹，1 个或数个不等），用无菌粗针逐一挑破，并挤出血或黏液。每周 1 次。

真　验　案

治痔竟然刺牙龈

1994 年夏天，我在浙江省杭州市红十字会医院轮转科室进修，适值痔疮发作，肛门坠痛，兼有便血，辗转难眠。故而到本院针灸科就诊，当时正值八十高龄的名老中医郭守云医生当班。老师采用刺激督脉龈交穴的方法，仅仅 6 分钟就痛消血止，且至今 28 年未见复发。

治疗经过：在上唇系膜接近上齿龈的龈交穴常规消毒，进针 0.2 毫米注射 1% 利多卡因药液 0.5 毫升，取针后再次局部消毒。针后感觉上牙齿肿大麻木，约 1 个小时后麻木感消失。针后 5 ~ 6 分钟痔疮肿痛消失，出血停止，下坠的痔疮自行收回肛内。

后来我到俄罗斯工作，先后用本法治疗痔疮病人 581 人（单纯性痔疮578 人，伴有化脓性肛瘘 3 人）。结果：单纯性痔疮 527 人 1 次而愈，且至今未有复发；另 51 人于第三天进行第 2 次注射后康复，没有复发；3 例伴有化脓性肛瘘者，均只做了一次治疗，疼痛减轻，但是没有彻底治愈，后改用局部清洗换药方式治疗。龈交穴位注射利多卡因治疗痔疮疗效显著，传统针灸不用穴位注射法，只用针刺龈交穴点刺出血数滴，也有良效。（俄罗斯弟子吴继华博士）

三十六、疝气就治『肝』『小肠』

疝气是以少腹、睾丸、阴囊等部位肿大、疼痛为特点的病症，中医学又有"小肠气""偏坠"等名称。多见于小儿和老人。西医学的腹股沟疝、股疝、肠套叠、肠嵌顿、精索扭转等可参照本节治疗。针灸治疗多取足厥阴肝经和管理小肠的特定穴。

中医学认为：本病病位在任脉和足厥阴肝经。任脉为病，内结七疝；足厥阴经脉过阴器，抵少腹，其病则颓疝，少腹肿。寒湿之邪凝滞二脉，蕴结化热；或肝脾二经湿热下注等，均可导致睾丸肿大、阴囊肿痛；劳累过度，气虚肌弱，筋脉弛缓，失于摄纳；年老体弱，小儿形体未充等，也可导致小肠脱入阴囊。

"冠军"两穴拽回小肠

20世纪70年代中期，我在吉林医科大学第四临床学院（现长春中医药大学）进修期间，曾经遇到这样一个病例：长春地质大学有一位男学生，酷爱声乐，每天清早都会跑到学校教学大楼顶层练声。有一天清晨又跑到老地方去练，练着练着，在放声高歌时，突然感到小肚子一阵紧痛，朝向腹股沟放射，随即一侧阴囊鼓起来了，并引起一阵阵强烈的牵掣痛。停止练声以后疼痛也没有减轻，他忍痛勉强回到宿舍，在同学的搀扶之下赶往医务室。

接诊的是一位外科医生，一看情况说是练声时用力不当，肚子里的小肠通过腹股沟管掉进阴囊里面形成了"疝气"，需要手术复位。这位学生一听要做手术，吓得半死，不愿意接受，恳求医生，问有没有不做手术的方法。外科医生只好建议他再看看中医，于是这个病人就被转到我的带教老师刘冠军医生手上。

老师检查之后说，疝气没有出现嵌顿现象，如果不做手术那就试试针灸吧！老师当时是长春中医学院副院长，是东三省著名的针灸老专家。接着他就本着针灸学里说的歌诀"肚腹三里留"，给病人针刺了双下肢的足三里穴和三阴交穴，病人腹痛有所减轻，但是阴囊还是鼓着一个大包，胀得难受。

面对这种情况，老师想：疝气，中医学称之为"小肠气"，言下之意就是小肠没有待在它自己应该待的地方。怎么把它弄回去呢？他想到了两个穴位：一个百会，一个下巨虚。百会是督脉穴，位于头顶正中央，连续施灸有提升阳气的作用；而下巨虚属于胃经，《黄帝内经》中说："大小肠皆属于胃。"在胃的经脉上有两个管理大小肠的特定穴，一个上巨虚，一个下巨虚，上巨虚管大肠，下巨虚管小肠。现在小肠"不听话"了，那就找它的"家长"吧！

于是老师就先给病人上灸百会穴，然后再下针下巨虚，强刺激捻转，每隔几分钟就捻几下针。在第二次强刺激捻针的时候，只听到这位学生"啊"的一声，再一摸，哈哈，（小肠）上来了！阴囊鼓的包没有了、不胀了，腹部和腹股沟的疼痛也消失了。当时我心里就暗暗佩服老师：冠军就是"冠军"！

突发疝气不要慌

疝气以少腹肿胀疼痛、痛引睾丸，或睾丸、阴囊肿胀疼痛为主症。常因久立、劳累、咳嗽、忿怒等诱发或加重。发作时应及时到医院就诊，针灸治疗的处方一般是太冲、大敦、关元、归来、下巨虚、三阴交。穴常规针刺；大敦可点刺出血。

针灸治疗本病有一定疗效，但如是"狐疝"，即小肠坠入阴囊已经发生嵌顿以及睾丸积水，久久无法回收的，应考虑手术治疗。

治疗期间应注意休息，避免劳累，调摄营养。

三十七、
带状疱疹
早治围刺是关键

68 岁的老高半个月前右侧头部、前额、面颊部出现多处疱疹性丘疹，有火灼样、电击样剧痛，日夜不宁、痛苦万状。经治疱疹多已结痂，但疼痛丝毫未减，剧痛难以忍受，彻夜难眠。老高精神崩溃，甚至一度割腕自杀。

2011 年 6 月，老高在家人的陪同下到江苏省南京市秦淮区中医院针灸科陶崑主任医师处就诊。陶医生先用毫针围刺，再常规针刺风池、合谷、支沟、足三里、阳陵泉、太冲等穴，泻法；取针后再用无菌皮肤滚针在头部督脉以及头部、额部、面颊部、下颌区原来疱疹结痂区域来回滚刺。如此 10 次后疼痛明显减轻，可安睡。全程经治 30 次而愈。

带状疱疹是由水痘－带状疱疹病毒引起的一种以簇集状丘疱疹、局部刺痛为特征的急性疱疹性皮肤病。疱疹多沿某一周围神经分布，排列成带状，出现于身体的某一侧，好发于肋间神经、颈神经、三叉神经及腰神经分布区域。

早期针灸一周内可愈

中医学根据它的形状称之为"蛇丹""蛇串疮""蜘蛛疮""缠腰火丹""缠腰龙"。认为是感受风火或湿毒之邪引起，与情志、饮食、起居失调等因素有关。

皮损部神经痛为本病的主症之一，但疼痛程度不一，且不与皮疹严重程度成正比。有些病人在皮疹完全消退后仍长期遗留神经痛，十分痛苦。

针灸治疗本病有明显的止痛效果，大多数都能当时减轻疼痛，并且能减少神经痛的后遗症状，可以作为首选的治疗方法。若早期就采用针灸治疗，尤其是围刺法，多数病人可在 1 周内痊愈。

常规处方 + 其他验方

一般治则为清热利湿、泻火解毒、活血通络、化瘀止痛，可针灸并用。处方为支沟、阴陵泉、行间、皮损局部。以皮损局部无菌毫针围刺并加灸、拔罐为主，其他穴位常规针刺，可点刺出血、加灸。每天 1 次。

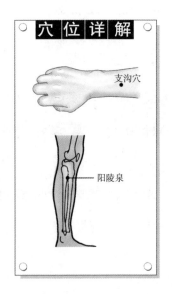

皮肤针或皮肤滚针效果也不错。无菌皮肤针叩刺或皮肤滚针滚刺疱疹及周围皮肤，以刺破疱疹、疱内液体流出、周围皮肤充血或微出血为度，可加拔火罐。每天 1 ~ 2 次。

再推荐一个中药验方：秦艽、桃仁、熟大黄、皂角刺各 3 克，防风、苍术各 2 克，黄柏、泽泻、当归尾各 0.9 克，槟榔 0.3 克。水煎服，每天 2 次。这是苏州生幼堂的经验方，对带状疱疹后遗的神经痛有佳效。

套针在俄罗斯创奇迹

62 岁的某俄罗斯女士 2022 年 1 月 26 日由其女儿陪同来我处求治。

病人 3 个月前胁肋部位患带状疱疹，不敢呼吸和大声讲话，整晚整晚地因为疼痛而睡不好觉。曾服用去痛片止痛无效，几个月来精神几乎崩溃。因病情已过急性期，皮肤上只有一些灰色的色斑而已，明显地沿着肋间神经分布。

我应用套针浮刺从脊柱两边进针，沿着肋间神经的分布路线向前推进。还没有来得及把套针封好，病人说已经不疼了。然后站起来走几步，果然疼痛已经完全消失，讲话的声音也大起来了。她女儿说，母亲自从患病以来就不敢高声说话，因为说话声音高了也会引起疼痛加剧。回家的路上，该女士已经在车里呼呼大睡。套针再次创造奇迹。（俄罗斯弟子吴继华博士）

三十八、
目赤肿痛红眼病
刺血热敷红肿清

前些年，中国针灸学会继续教育部在南京举办针灸减肥、美容学习班。一位男学员双眼红肿疼痛，上课之前给他针刺了印堂、太阳二穴。课间，邻座学员就说他的眼睛红肿已有所减轻。下课后，给他取针，特意按照古代"开合补泻"的泻法（在出针过程中结合提插捻转摇大针孔），针出时有血液流出。很快，他眼睛红肿疼痛就全部消失了，令同学们啧啧称奇。

目赤肿痛又称"赤眼""风火眼""天行赤眼"，俗称"红眼病"。往往双眼同时发病，春夏两季多见。相当于现代医学的流行性（出血性）结膜炎。

中医学认为：本病多由于外感时疫热毒所引起。起病较急，发病时羞明畏光、白睛红赤显著，重者形成一片。如不及时治疗，黑睛表面会星点簇生，以致视物模糊，病情加重。

只针不灸，泻火解毒

针刺治疗目赤肿痛有显著疗效，缓解病情快，可明显缩短病程。

治则为疏风散热、泻火解毒，只针不灸，泻法。处方以眼区局部、邻近取穴为主，印堂、攒竹、丝竹空、瞳子髎、太阳穴、合谷、太冲。

有关穴位轮流掐按或无菌短粗毫针刺血，会针刺者可行攒竹透刺丝竹空；瞳子髎向外斜刺；其他穴位常规针刺，均可点刺出血。每天1～2次。

挑刺：在两肩胛之间找丘疹样反应点，采用无菌短而粗的毫针或偏细的三棱针对准丘疹挑治出血；或在大椎及其旁开0.5寸处、印堂、太阳穴等处选点挑刺出血，也可以加拔罐增加出血量。

刺血拔罐：在太阳穴处点刺出血后拔罐，使之出血稍多。每天1次。

耳针：采用无菌毫针在耳尖、耳垂或耳背小静脉严格消毒后点刺出血，反复加压，使之出血稍多。

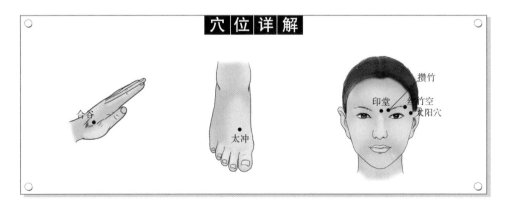

穴 位 详 解

合谷　太冲　攒竹　印堂　丝竹空　太阳穴

60 岁的谭女士，两天前清早起床后感觉右眼难受，睁眼困难、畏光、流泪。早餐后去看西医，医生给开了眼药水及消炎药，未见什么效。经友人介绍前来就诊。一诊针刺：取右侧睛明、瞳子髎、合谷、曲池等穴，常规针刺，泻法；并在耳尖严格消毒后点刺出血。配合中药煎服。

二诊，白睛出血减少，针刺取攒竹、丝竹空、合谷、曲池、内关（双），中药方加减续服；三诊白睛出血消失，针刺取攒竹、瞳子髎、合谷、曲池（双），方药加减再服 3 剂巩固疗效。（澳门弟子李丽珠）

药力难达的伤后肿痛失明

再给大家分享一个无关时邪热毒的目赤肿痛验案，体验一下中医辨证论治的魅力。

二十世纪七十年代我随湖北医疗队下乡巡回医疗期间，遇一年轻女子被暴力击打，致面部青紫肿胀，双眼极度充血、肿胀疼痛，可见紫黑色瘀块，暂时失明。

经服用大剂量活血化瘀中药 12 天，面部青紫肿胀逐渐消失，但眼部瘀血状况却无一点好转。正当茫然之际，我忽然想起针灸穴位注射疗法。利用与眼区有关的经络穴位，把药物的治疗作用直接作用到眼部，应可弥补口服药难以致效的不足。

因考虑眼区局部不大适宜穴位注射，于是选在两侧光明穴各注入 5% 的红花注射液 6 毫升（注射针头向上倾斜刺入，使针感向上放散）。每天 1 次。并每天配合眼部热敷若干次。

治疗 1 次后，病人感觉到眼睛发热；治疗 2 次后，眼内瘀血即开始消散；共治疗 6 次，眼内瘀血完全消退，视力恢复而获痊愈。

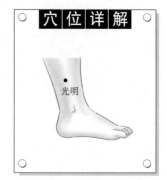

穴位详解

光明

三十九、
眼皮长肿粒
刺血来消肿

　　眼皮上长出一个小肿粒，多是麦粒肿或霰粒肿。麦粒肿又名"针眼""土疳"，即胞睑边缘生小硬结，形似麦粒，红肿刺痛、畏光。相当于现代医学的外睑腺炎，常因细菌感染所致。多发于一只眼睛，且有复发性，以青少年为多发人群。霰粒肿不是因为细菌感染，多是由于腺体不通而造成腺体分泌物聚集，形成肿块。

中医学认为：本病多因风热之邪客于胞睑，火烁津液，变生疠肿；或过食辛辣炙烤之物，脾胃积热；或心肝之火循经上炎，热毒结聚于胞睑，发为疠肿；或脾虚湿热，上攻于目，热毒壅阻于胞睑而发肿痛。

本病初期应该热敷，针灸治疗疗效肯定，但成脓之后应转眼科切开排脓。

耳尖放血治重度肿眼宝宝

我的丹阳弟子何联民、何军曾遇到一个有趣的医例。

20个月的岳宝宝年纪虽小却喜食辛辣，而且生性脾气暴躁。数月前家长发现宝宝双下眼睑部出现暗红色肿块，且渐趋增大。病情逐渐严重，已导致眼裂变小、睁眼困难、视物不清。患儿终日哭闹不休、不思饮食，渐现消瘦。

家长曾先后带孩子到丹阳、常州医院多方求治，均诊断为重症霰粒肿，先后予以多种抗菌眼药及口服抗生素治疗，病情均未见任何好转迹象。最后又求治于常州市一家专科医院，眼科专家建议手术治疗，家人因担心手术可能遗留眼部瘢痕，最后拒绝了眼科专家的建议。后经人介绍，前来我科针灸门诊求治。

治疗方法：耳尖及耳背部刺血疗法，首先将治疗方法详尽告知家人，努力争取家人和患儿的配合。然后，术者用拇、食二指作反复捏按患儿双侧耳尖穴及耳背部皮肤，直至明显充血。局部皮肤常规消毒，采用短粗毫针快速点刺数下（耳背部点刺顺序为由上而下，由内而外），待耳尖穴、耳背部分别出血10滴左右，再用消毒棉签紧压止血，10天治疗1次。

同时，指导家人要作好患儿饮食护理，不吃辛辣食物，多吃新鲜蔬菜及瓜果；教患儿学画画、唱儿歌及看动画节目，减少哭闹。

经上法治疗3次，患儿病情已初见好转，患部肿块硬度趋于软化，皮色由深暗红色而趋暗淡色；治疗6次，病情进一步好转，患儿双眼下睑肿块范围已缩减1/3左右；治疗10次后，患儿双眼下睑霰粒肿块已基本消散，共治12次而告愈。

局部和临近取穴方法

本病治则为祛风清热、解毒散结，只针不灸，泻法。处方以眼区局部、邻近取穴为主，攒竹、印堂、太阳、二间、内庭。

攒竹最宜透鱼腰、丝竹空，或与太阳同施点刺出血法；二间、内庭用强刺激重泻手法，最好能点刺出血。

刺络拔罐时，取大椎穴，用三棱针点刺出血后拔罐。

挑刺时，在肩胛区第 1~7 胸椎棘突两侧查找淡红色丘疹或敏感点，用三棱针点刺，挤出黏液或血水（反复挤 3~5 次）；也可挑断疹点处的皮下纤维组织。

耳针多取眼、肝、脾、耳尖。毫针强刺激，动留针 20 分钟；也可在耳尖、耳背小静脉刺络出血。

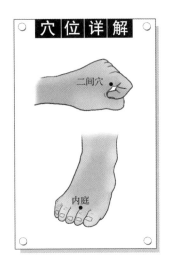

穴位详解

二间穴

内庭

【友情提醒】

1. 针灸治疗本病初期疗效肯定，但成脓之后应转眼科切开排脓。

2. 麦粒肿初起至酿脓期间可用热敷，切忌用手挤压患处，以免脓毒扩散。

3. 平时应注意眼部卫生，患病期间饮食宜清淡。

4. 霰粒肿虽然不是因为细菌感染而成，也没有痛感，但毕竟都是因为腺体不通造成的腺体分泌物聚集。故临床也可以按照本病辨证论治，早期也应该热敷。

四十、
多泪常用风池
再接一穴『承泣』

多泪症系指平时并非悲伤的情况下，眼中泪水偏多而溢出眼外，是眼科常见病症。主因于眼部炎症、泪道系统发生障碍，诸如鼻泪管、泪小管狭窄或堵塞，泪囊、泪点功能不全等。多见于老年人和悲泣过频者。属中医学"迎风流泪"的范畴。

中医学认为：目为肝窍，泪为肝之液，多泪与肝血不足、肝肾亏虚、风邪外袭关系密切。肝血不足不能上滋于目，肝肾亏虚则精血衰少，目窍空虚，泪窍约束无力，风邪乘虚而入泪道，或肝经蕴热，复感风邪，风热相搏，上攻于目，均可导致泪多外溢。

冷泪和热泪都可针

平时眼中泪水偏多而溢出眼外，有冷泪和热泪之分。冷泪一般冷天较甚，泪下无时，迎风更甚，泪水清稀、无热感，眼睛不红、不肿、不痛，日久则视物昏暗；热泪多为外障眼病兼有的症状，泪下黏浊、有热感，眼睛红肿疼痛、羞明。

治则为滋养肝肾、疏风散热，肝血不足、肝肾亏损者多针少灸，补法；风邪外袭、肝经风热者只针不灸，泻法。

处方以眼区局部、邻近取穴为主，风池、承泣、睛明、太阳穴、合谷、曲池、太冲、光明穴。

睛明、承泣、太阳、风池穴都以指压、掐按和皮肤针叩刺为主；其他远端穴位指压、掐按和皮肤针叩刺或皮肤滚针滚刺，从下向上刮痧；会针刺者，常规针刺或针尖向上浮刺。每天1～2次。

皮肤针法：采用无菌皮肤针轻中度叩刺上述穴位，以局部皮肤发红为度，每天1～2次。

耳针：取眼、肝、肾、脾等耳穴，采用硬质药丸或菜籽贴压耳穴，外用胶布固定1～2天，每天自行按压5～6次。

穴位详解

风池　风池

睛明　太阳

承泣

一针管了五天不流泪

湖北罗田老学员王某某患左眼泪囊炎三年左右，成天流泪，尤以下午至晚上为甚，流泪不停，经过好多家医院眼科治疗效果甚微。

2016 年 6 月，我在武汉浮刺疗法培训班教学中用浮刺演示风池穴治疗眼病。从该学员后项部两侧的后发际下 5 分左右进针，针尖向上，朝向风池穴进针，到位后摇针 1～2 分钟，针刺中王某某当即就停止流泪，次日全天安然无恙。

一周后，他在微信群里说，就此一针，管了五天没有流泪。他在群里询问：学习班有没有同学住在他家附近的，希望能够按照老师的方法给他治疗，争取多治几个疗程，以求获愈。

王同学，你后来有没有让学习班同学治疗？现况如何？看到本书可来向老师汇报，非常挂念你们！

一点就通 2：家庭救急的指尖备急方

四十一、
视物昏花
记住「龙眼」和「凤眼」

我的浙江台州弟子洪某某去年上半年给我来信说，他最近因微信看多了，又熬夜，感觉看东西很糊，视力明显变差了。我就告诉他按摩龙眼和凤眼这两个穴位。前不久，我杭州另一个朋友研制了一种"靓眼"滴眼剂，送给我使用。我想起洪某某，就去信问他地址，说给他寄几支去。没想到他说已经不需要了，因为上次按照老师教的龙眼、凤眼穴位按摩法做了一段时间，很管用，现在双眼已经不模糊了。

视物昏花是以看东西模糊不清（俗称"目糊"）为主要特征的一种眼部病症，多与过多不良用眼习惯有关，比如阅读、书写、近距离工作时照明不足或光线强烈，或姿势不正，或持续时间过久，或在走路、乘车过程中看书、连续长时间打电脑、看微信等导致眼睛过度疲劳而引起。

中医学认为：本病多因劳心伤神，心阳耗损，使心、肝、肾气血亏虚，加上用眼不当，使目络瘀阻，目失所养而致。

针灸和家庭按摩法

本病治则为补益肝肾、健脾强心、养血明目，针灸并用，补法。处方以眼区局部和足少阳经腧穴为主，睛明、阳白、四白、太阳穴、风池、龙眼、凤眼、光明穴。

龙眼和凤眼穴分别位于：大拇指指横纹外侧即小指侧纹头端和大拇指指横纹内侧即拇指侧纹头端。

睛明穴位于目眦内，风池穴位于后项部延脑部位，虽然都是防治眼病的要穴，但是家庭保健还是不主张用针刺法，而是将双手搓热以后用按摩法。

睛明、四白、太阳穴以轻轻按摩、旋揉为主，阳白、风池穴以大拇指按压或手指微微弯曲叩击为主，光明穴可由下往上刮痧或皮肤针叩刺，使针感能向上传导。

北京中推培训中心 2016 年 4 月在吉林长春举办的新浮刺疗法培训班上，有一对来自本省的小儿推拿医生母女。妈妈季女士微信分享：我常年视物昏花，戴着老花眼也很难看清近物，睡眠也不大好。王老师在教学演示中给我用浮刺法针了风池穴和安眠穴，这几天眼睛感觉视物清晰多了。教室的墙上有一行字，本来是看不清楚的，针刺后就能看清楚了，睡眠也大有好转。

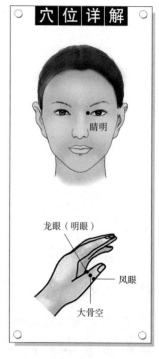

穴位详解

睛明

龙眼（明眼）

凤眼

大骨空

眼眶画圈和画横"8"字法

每年征兵体检时，有的年轻人视力达不到标准，往往会在体检前夕请推拿按摩师给他们做眼区和风池穴穴位按摩，以便视力即时性提高，通过体检。这也足以说明眼区穴位按摩的确能够提升视力，下面介绍的是可以自己操作的按摩法。

双眼微闭，用双手中指指腹从内眼角开始，顺着双眼目下眶上缘（下眼胞）由内向外、经外眼角到目上眶下缘（上眼胞）、再从外向内围绕眼球反复画圈平抹50～100下，要求在目下眶上缘从内向外时要稍微用力，快到外眼角时略向上挑，在目上眶下缘由外向内时轻轻滑过；或者用一只手的中指和食指（或无名指）指腹从一侧内眼角开始，顺着一侧的目下眶上缘、经过外眼角到目上眶下缘围绕眼球先画圆圈；再经过内眼角绕过鼻根到另一侧的目下眶上缘以及目上眶下缘画横"8"字（∞），反复30～50次。

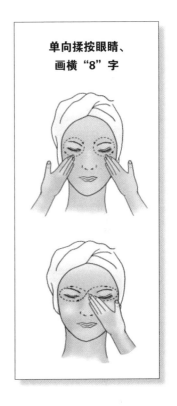

单向揉按眼睛、画横"8"字

阳"龙眼"阴"凤眼"

双手张开，手指微微弯曲。先用一只手拇指的凤眼穴横向摩擦另一只手的龙眼穴（擦向指甲侧边）100～200下，至被摩擦处发热、发麻为度；再换一只手拇指的凤眼穴横向摩擦另一只手的龙眼穴（擦向指甲侧边）100～200下。

为什么不采用一只手的大拇指指腹分别摩擦另一只手的龙眼穴、凤眼穴，而要用凤眼穴摩擦龙眼穴的方式按摩呢？这是根据物理学"同性相斥、异性相吸"而采取的阴阳对按的方法。龙眼穴在外侧为阳，凤眼穴在内侧为阴，凤眼穴摩擦龙眼穴谓之

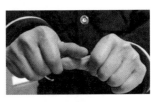

● 右凤眼摩擦左龙眼

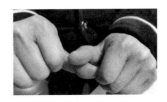

● 左凤眼摩擦右龙眼

"异性相吸"，所产生的摩擦力属于正能量。同时，这种按摩方式也无意中节省了一半的时间。

风池也是奇效单穴

用皮肤针轻度或中度叩刺眼周穴及风池穴，每天1次，效果也很好。

北京中推培训中心2016年6月在安徽合肥举办的新浮刺疗法培训班上，有个西安学员李某某颈椎不大好，看东西有点模糊，伴重影。这天上午，我在他项部左侧风池穴做了浮刺示教，他当即感到左侧颈椎很舒服，有发热感，左边眼睛看东西顿时感觉到比以前清楚多了，右边眼睛还是有点模糊。下午，他找到我要求再针右侧风池穴……

真 验 案

62岁的李女士因右侧三叉神经痛于2019年5月在湖南常德市某医院施行三叉神经微血管减压术，术后约3月即出现双眼视物模糊、视力持续下降，右眼为甚。经查诊为双眼神经炎、缺血性视神经病变。

因病人拒激素冲击疗法，遂来我处求治。治法：

1. 针刺印堂、太阳、睛明、承泣、瞳子髎、鱼腰、风池、外关、三阴交、太冲、足三里、光明等穴，平补平泻，每天1次。

2. 艾灸中脘、关元、神阙、气海；肝俞（双）、涌泉（双）。艾灸盒灸45～60分钟/穴，每天2次。

3. 中药养血疏肝、滋阴明目。

三周后复诊：左眼视物清晰已无大碍，右眼视力较前有明显恢复，视物较清晰但视野偏暗。带中药回家调养，以明目地黄丸为基本方化裁；嘱常灸光明、三阴交等穴以巩固疗效。（蕲春弟子韩善明）

四十二、
耳鸣药难治
三天之内针效佳

很多疾病等可导致耳鸣、听力下降。日常生活中，儿童游泳时耳朵进水后没有及时排出，引发中耳炎；经常乘坐飞机的人受大气压的影响；逢年过节或红白喜事放鞭炮或军人受开枪、放炮的影响；建筑或修路工人经常承受炸山、凿洞的强力震动等，都容易导致耳鸣甚至耳聋。

中医学对耳鸣早有认识，认为从经络的角度来认识，耳鸣与手少阳经脉和足少阳经脉的关系最为密切。

不同证型症状有异

临床上，耳鸣和听力下降常常同时并见。二者的症状表现虽有不同，但病因病机却基本一致。实证常因外感风热或内伤情志、饮食，致痰湿内生，气郁化火，循经上扰，蒙蔽清窍所致；虚证多由久病体虚、气血不足，劳倦纵欲、肾精亏耗，精血不能上承，耳窍失养所致表现为自觉耳内鸣响，声调多种：如蝉鸣，如风声，如雷鸣，如浪涛，如汽笛，如哨音等。有80%左右的耳鸣病人伴有耳聋。

属于风邪外袭者，开始多有感冒症状，继之猝然耳鸣、耳闷胀；属于肝胆火盛者，耳鸣多因暴怒伤肝、大发雷霆之后突然发生，或于情绪波动之后突发或加重，用手捂住耳朵则加重，不用手捂耳朵则感觉到舒服一些；属于气滞血瘀者，耳鸣及堵塞感较重，用手捂耳和各种噪声的巨响震动会使症状加重；属于肾精亏损者，耳鸣日久，夜间尤甚，听力下降，兼失眠头晕、腰膝酸软，如果以手捂住耳则感觉舒服一些。

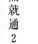

一点就通2：家庭救急的指尖备急方

真 验 案

鸣声一针大减两针消失

个体商户邓女士38岁，由于工作原因经常熬夜、心烦，双侧耳内轰鸣作响（轰鸣声与尖叫声交错出现，右侧更甚），导致更加烦躁不安，睡不好觉，但听力还没有受到影响。因为前不久在我这里治眼睑痉挛效果很好、很快，尝到甜头，要求针灸治疗耳鸣。

我诊断其属于肝胆火旺型。取右侧耳前三穴耳门透听会、下关，双侧风池、液门透中渚、外关、足临泣。留针过程中病人感觉耳鸣声有所减小，动留针30分钟后取针，并嘱病人回家自行按摩白天所针穴位。第二天来复诊时，邓女士说昨晚回去后遵嘱自行点按穴位，感觉鸣声大减。第2次针刺结束，耳鸣完全消失，甚是欢喜。

耳前三穴范围小间隔短

针灸治耳鸣以耳区局部穴为主：三焦的耳门、小肠经的听宫、胆经的听会。

耳为少阳三焦经和足少阳胆经所经过，耳门、听会属手、足少阳经，听宫虽属手太阳经，但也与手少阳、足少阳二经交会，三穴均气通耳内，具疏散风热、聪耳启闭之功，为治耳疾要穴。

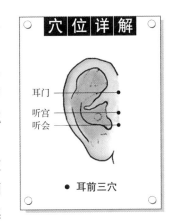

● 耳前三穴

对耳前三穴（耳门、听宫、听会）的归经、定位，我们不妨编两句顺口溜来记："耳前三穴范围小，间隔距离也很短。"以"三、小、短"寓意三焦经、小肠经、胆经；再假定你要同朋友在文化宫约会，一定要先进门，再入宫，最后才能会面。就以"门、宫、会"来表示三穴的排列次序；或者"三个小偷胆子小，文化宫里门、宫、会"。这样，从上到下就是三焦经的耳门穴、小肠经的听宫穴、胆经的听会穴。

通上达下、宣通耳窍

治疗时，可再加上耳垂后面的翳风，耳前的下关穴，后项部的风池穴，前臂外侧外关，足背第4、5跖骨结合部前下凹陷中的足临泣，祛风通络、通上达下、疏导少阳经气，宣通耳窍。

真 验 案

肾阳虚型耳鸣如沸水

41岁的蒋女士左侧耳鸣4天，如开水煮沸"咕咕"响，白天、晚上耳鸣声不停歇，影响休息和睡眠，心情烦躁不安。蒋女士在网上预约专家号需排队到2个月以后，遂来我医馆诊治。

四诊合参诊为肾阳虚、寒湿壅阻、气机不畅，针患侧听宫、听会、翳风、外关、中渚、太溪、太冲、足临泣。嘱病人在家里按摩上述穴位，并以中药左慈丸内服。治疗3次后耳鸣声消失，这是我治疗耳鸣病人迄今为止效果最快的一例。（重庆弟子周泽新）

耳周穴位既可以指压、点按、掐揉，也可以刮痧、皮肤针叩刺和艾灸。最好能有酸、麻、胀的感觉向耳周甚至耳道内传导，每日宜2~3次。

还有很多"顺便"治耳鸣的

北京中推培训中心2016年1月新浮刺培训班学员，河北省昌黎县牛爱香2016年1月微信分享：一个耳鸣半年的老太太，三个月来耳鸣于休息时发作加剧。因浮刺疗法治好了她的关节痛，又要求治疗耳鸣。牛医生说她耳鸣时日长，估计疗效差，不想治，病人强烈要求试试看。于是双侧从肩井向上（耳朵）各刺1针，肝俞由下往上针，配合毫针合谷、耳背静脉点刺出血。1次治疗后休息时，耳鸣已有所缓解，3次后耳鸣基本消失。

5月第3期石家庄学员穆运胜，则是自己耳鸣二十多天，于是尝试用培训班上学到的手法自己治疗。用新浮刺针具从后发际下向风池穴方向针刺，留针2天。第二天耳鸣有所减轻，第3天疗效巩固，听声音也清晰多了。回去后自己用新浮刺针具加毫针配合治疗，微信反馈：耳鸣已大有好转。

【友情提醒】

针灸治疗耳鸣有一定疗效，但对鼓膜损伤、听力完全丧失者疗效不佳。听神经是全身最脆弱的神经，一旦有了损伤，特别要强调及时诊治！及时到什么程度？三天以内！也就是说，一般三天以内的耳鸣耳聋，绝大部分都有治愈的希望。发病超过三天以上者，有效的概率就会大大降低，难度就很大了。

一点就通2：家庭救急的指尖备急方

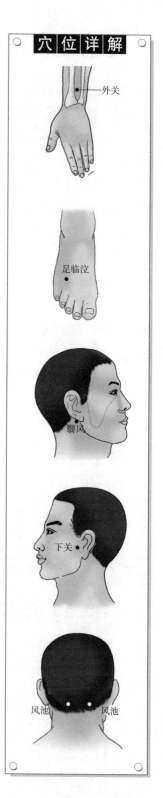

穴位详解

外关

足临泣

翳风

下关

风池　风池

四十三、鼻子出血按「虎口」

中医学称鼻腔少量出血为"鼻衄"，大量出血为"鼻红""鼻洪"，妇女经期鼻出血称为"倒经"。多因肺、心、肝、胃的火热之邪过甚损伤鼻部络脉，迫血妄行；或气虚不能摄血、阴虚火旺伤及鼻中血络而致。

鼻出血多为单侧，也可从一侧鼻腔经鼻咽流向对侧。少量出血时仅鼻涕中带血，大量出血时可由两侧鼻孔同时涌出。肺火太甚者鼻血鲜红、量多；阴虚火旺者鼻血暗红、量偏少。严重失血者可出现面色苍白，血压下降，脉搏微弱等不同程度的休克状态。

针灸之外还有指压法

针灸取迎香、印堂、上星、风池、合谷穴。

迎香穴用拇指和食指朝鼻根方向透刺；风池重力拿捏、冷敷；火热太盛时，印堂、上星、合谷均可用三棱针点刺出血。

指压、拿捏项后颈百劳穴 2 ~ 5 分钟；双手中指弯曲后相互勾起，用力向外牵拉 2 ~ 5 分钟；用两手拇、食二指同时对掐双侧脚后跟太溪、昆仑 4 穴，往往奏效。

还可用中药马勃粉包在干棉球中塞鼻，应急止血。

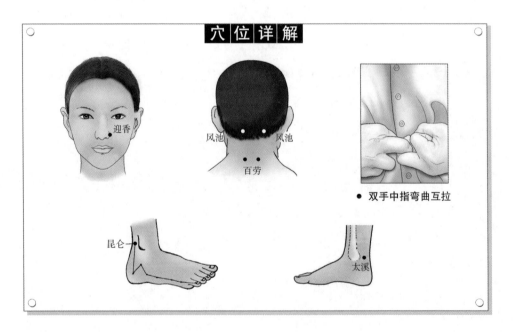

穴 位 详 解

迎香

风池　风池

百劳

● 双手中指弯曲互拉

昆仑

太溪

吃火锅后鼻血不止

2021 年 10 月 10 日晚我已经入睡了，约莫十二点以后被一阵紧急的敲门声惊醒。原来是附近一家舞蹈学校的老师带来一位 16 岁的女学生，鼻血长流不止。

我赶忙起床，让她们进到诊室。只见那个女学生左侧鼻孔用餐巾纸塞住，血还在继续往外流着（血呈暗红色）。她说，昨日是星期天，晚间同几个好朋友相约去了一家火锅店夜宵，饱餐一顿，回到学校宿舍不久就流鼻血了。从晚上九点多钟开始流，一直也止不住，没办法这才报告班主任老师。我给她按揉双手背虎口部位的合谷穴，大约 20 分钟血就止住了。

根据舌头和脉象的情况，这个女学生为心肺有火热之邪兼阴虚火旺。针灸学有"面口合谷收"的教义，故为其指压有清心、肺火热之邪的合谷穴，即收良效。（南昌弟子许贻义）

老师的三点启示

第二天，弟子许贻义就向我汇报了半夜为女学生止鼻血的经过，我给了他三点启示。

其一，追问病史，此女既往有过月经后鼻子出血的情况，而且月经量偏少，不排除有"倒经"的可能。

其二，用穴还应该考虑增加印堂、风池、三阴交等穴，止血效果会更快、更好。印堂和鼻子是同一经脉（督脉）所过之处，正所谓："经脉所过，主治所及。"风池穴位于延脑部位，有诸多神经和经络通向五官，所以，能够治疗多种五官疾病。三阴交位于小腿内侧，是脾、肝、肾三个与血关系密切的脏所属经脉的交会穴，有滋阴清热、引血下行的作用。

其三，关于操作方法，头面部的印堂、风池二穴最好采用冷敷的方法，合谷、三阴交二穴指压和针刺均可。

四十四、
咽痛音哑
记住特效穴

咽喉既是肺系的呼吸道，又是消化系统的通道，平时很容易感受到来自呼吸（肺热）和消化（胃火）两大系统的病邪侵袭而发病。还有因"无形之痰"都结而成的梅核气。这些咽喉部的急性或慢性疼痛、不适，都能通过穴位治疗来化解。

咽喉疼痛的分类

咽喉疼痛分急性和慢性两种：急性的咽喉疼痛一般出现在伤风感冒之后，症状类似于扁桃体炎或者急性咽喉炎，有的还会出现喉头的炎症，炎症的四大症状是红、肿、热、痛。有的病人扁桃体化脓，发热到40℃左右，出现急性的咽喉疼痛，会出现口腔有气味、舌头红、舌苔黄、口干等症状，要喝大量的冷水才会感觉到稍微舒服点。

慢性咽喉疼痛的表现不同于急性的，慢性咽喉疼痛的主要表现是咽干、喉燥。慢性咽喉疼痛也可以由急性咽喉疼痛演变过来，由于急性咽喉疼痛长期不治，随着时间的流逝，病人的咽喉并没有出现红、肿、热、痛的情况，但是咽喉有点干，会发痒，讲话声音嘶哑。这种咽喉疼痛绝大多数还与职业有关，比如说老师、演员、歌唱家、主持人等用嗓比较多的人，都很容易出现慢性咽喉疼痛。

中医学认为咽喉与肺、胃和肾脏的关系最为密切。咽喉和肺、胃的关系密切大家都能理解，因为它们同属于呼吸系统，也是消化系统的通道。但是咽喉怎么会同肾也有关系呢？因为肾的经脉是从脚下一直上达咽喉部位的，再加上中医讲"肾主水"，肾可以给我们人体各个地方提供阴液和水分，咽喉也离不开肾水的滋润，一旦阴液亏虚了，就不能滋养咽喉，所以会出现咽喉疼痛和声音嘶哑。

急性咽喉炎的穴位疗法

穴位治疗咽喉炎要分清楚急性还是慢性，然后对症治疗。治急性咽喉肿痛常用的穴位有3个，都是手上的穴位。第一个穴位是肺经的鱼际穴，位于大拇指指根下方大鱼际边缘靠第1掌骨中点处。由于手掌大拇指侧掌根的这个地方像鱼的肚子一样，所以称为"大鱼际"，穴名随部位，故名"鱼际穴"。

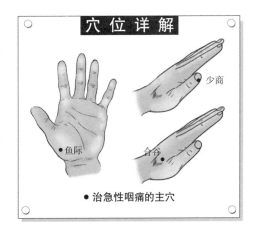

穴位详解

少商

鱼际

合谷

● 治急性咽痛的主穴

第二个穴位是肺经的少商穴，在大拇指内侧端指甲角旁开大约 1 分的地方。

另外一个治疗急性咽喉肿痛的穴位叫合谷穴。合谷穴位于我们的手背部位，在第二掌骨中点的食指侧。

合谷穴是大肠经的一个穴位，有些人可能会问"病在咽喉，我们为什么要取大肠经的穴位呢？"这主要有两个依据，第一是因为大肠跟肺是一对表里关系；第二个原因是大肠经是从手走到头的，经脉的走行刚好经过咽喉，所以，针灸学里才有"面口合谷收"之说，合谷穴也可以治疗急性咽喉肿痛。

真　验　案

30 年后的巧遇

记得还是 1990 年我刚从武汉调到南京不久，在江苏省中医院针灸科病房工作期间，当时针灸科和耳鼻喉科在同一个科室。有个病人因为扁桃体经常发炎，发热、咽喉肿痛、化脓而住院治疗，抗生素用了不少，却很难见效。医生本来建议手术根治，但病人对麻醉药过敏，还有贫血，血小板也少，医生建议就地改针灸治疗。

针刺轮流选用第 1 组穴：廉泉、天枢、少商、合谷、支沟透内关、尺泽、三阴交、太溪；第 2 组穴：天容、商阳、鱼际、大横、足三里、列缺、照海。

第 1 组穴，廉泉、天枢、合谷、支沟透内关、尺泽、三阴交、太溪均常规针刺，也可以刮痧或皮肤针叩刺出血，少商点刺出血；第 2 组穴，天容、鱼际、大横、足三里、列缺、照海常规针刺，也可以刮痧或皮肤针叩刺出血，商阳点刺出血。每天 1 组，轮流使用，6 次一疗程。治疗期间多饮水。

第 1 周治疗 2 组各 3 次，病人感觉口苦咽干、咽喉肿痛、大便干、小便黄已有所好转；第 2 周治疗后，病人感觉上症更明显减轻；第 3 周治疗结束诸症消失，痊愈出院。

30 年后，我在老年大学中医养生班上课巧遇这个病人。惊喜之后，她告知其咽喉肿痛后来再未发作。

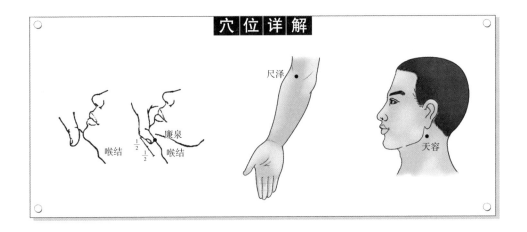

穴位详解

尺泽

廉泉

喉结 $\frac{1}{2}$ $\frac{1}{2}$ 喉结

天容

下面我们来讲讲这三个穴位怎么操作。首先大家要记住，用这三个穴位治疗急性咽喉肿痛的时候不能用灸法，因为病人本身就有红肿热痛了，所以不能再火上浇油了。我们就用指压法和皮肤针叩刺法，指压时用力的重点应往上，不能往下；皮肤针叩刺之前，一定要将皮肤针和叩刺部位消毒，可以敲出点血来。

少商穴除了可以用指压法和皮肤针叩刺，还可以直接用三棱针点刺出血的方法。如果家里没有三棱针的话，也可以用缝衣服的粗针代替。先把针放在火上烧一下，消消毒，然后用酒精消毒少商穴，将针对准少商穴迅速地浅刺一下，然后挤出血来，用棉球擦掉血后再挤，可以挤 5 ~ 10 滴血。要一边点刺挤血，一边让病人吞口水。这也是一种配合治疗的方法，可以提高治疗效果。

亲测一组专治音哑特效穴

众所周知，声音嘶哑是教师的职业病。2009 年下半年，我应邀到加拿大温哥华讲学。下午一下飞机就被邀请方直接带到讲课的地方，简单地吃了晚餐，紧接着就讲课。

一起进餐的还有一位中国原卫生部的官员，他半开玩笑地对东道主说，你们怎么把一个老教授当长工一样，也不让教授休息一个晚上明天再讲课？他们说，没办法，学员中有昨天就从美国坐飞机过来的，希望充分利用时间今天就开始讲课，只好请教授辛苦一下。

由于连续坐了十几个小时的飞机，身心疲劳且休息不好，加之水土不服，第二天又讲了一天的课，虽然讲课中不停地喝水，但是我的嗓子还是难免嘶哑了。后面还有一天半的课，而且接下来还要从温哥华赶往多伦多授课。

怎么办？为了嗓子不再受影响，我只好每天利用各种休息时间，不失时机地刺激肺经的列缺和肾经的照海以及大肠经的合谷穴，这是一组专门治疗声音嘶哑的经验效穴（要求一边刺激一边吞咽口水）。结果，最后几天温哥华和多伦多的课都没有受到大的影响。

2017年12月，我刚从欧洲几个国家巡讲回国，即应邀到河北廊坊一个"确有专长"考前辅导班讲课。这次我一个人持续授课，时间整整一周，比加拿大时间还长。由于辅导内容多，只好上午、下午中途都不休息。为了保证不出现嗓音问题，我照样是每天课余时间都刺激列缺、照海及合谷穴。结果第七天仅仅感觉体力有点累，也没有出现嗓音问题。结业当天是圣诞节，负责人盛情邀我参加他们的圣诞晚会。我原本只打算在晚会上当个"听长"的，后来在学员们的要求下，还即兴演唱了《天堂》《青藏高原》和《敢问路在何方》等几首高亢激昂的歌曲，就连自己也感到意外。

四十五、
祛牙痛
面颊手脚都能按

中医学是从脏腑和经络两方面来认识牙病的。牙齿（包括牙龈）同胃、大肠、肾三个脏腑密切相关，从经络的角度看，胃经在从头走向足的循行过程中是经过上齿龈的，而大肠经在从手走向头面的循行过程中是经过下齿龈的。如果胃和大肠火热太盛，就会随着经脉上冲到牙龈，从而引起牙痛。所以，牙病病人看针灸医生时，医生都会问：是上牙痛还是下牙痛？这就是为了确定是属于哪一个脏腑的病变，以便有针对性地治疗。

另外，牙齿还跟肾有很大的关系。中医学认为：肾有"主骨骼"的功能，而牙齿又为"骨之余"，所以，肾虚也会引起牙痛，治疗时也就要从肾经论治。

俗话说，"牙痛不是病，痛起来真要命"。牙痛真是一个看起来毛病不大，一旦痛起来却会很难受，会严重影响我们生活、学习和工作的常见病症。

中医所说的三种牙痛

中医学将牙齿疼痛分为三种类型：第一种类型是"风火牙痛"，日常生活中比较多发，多见于那种经常抽烟、喝酒，喜欢吃火锅以及辛辣、油炸、香燥食品的人。有这种不健康饮食习惯的人，时间长了胃肠道就积攒很多火热之毒，这些火热之毒会顺着经脉跑到牙齿上来，导致牙痛。只不过，胃有火的人是出现上牙痛，大肠有火的人出现下牙痛。除了牙痛之外，还会伴有牙龈红肿甚至出血、口干舌燥、喜欢喝大量的冷水，小便黄、大便干，舌红、苔黄，脉跳得快而有力。

第二种牙痛是"肾虚牙痛"，主要见于中老年人，一般是由于早婚、多育，或者年轻的时候迷恋手淫，婚后恣情纵欲、性生活没有节制，而导致肾精亏损，出现牙痛。

风火牙痛与肾虚牙痛是很容易区分的：从疼痛的程度看，风火牙痛疼痛剧烈、难以忍受，肾虚牙痛疼痛程度远远没有风火牙痛那么厉害，而是隐隐作痛，感觉牙齿有点发酸的痛。这两种牙痛的第二个区别是，风火牙痛有牙龈红肿的症状，有时候甚至能看到溃烂、出血；而肾虚性牙痛则没有这些症状，但是有牙根松动感，上牙咬下牙的时候总觉得牙齿发酸、牙齿有点松动，用手去动一动，能够体会到牙根有点活动，牙龈不红或微红，伴有头晕、耳鸣、失眠、多梦、腰酸腿软等表现。

还有一种牙痛大家都比较熟悉——龋齿牙痛，也就是老百姓通常说的"虫牙"。这类牙痛常常是因为病人不注意口腔卫生，从小就爱吃甜食；或者刷牙、漱口等这些个人卫生方面做得不好；还有爱好抽烟、喝酒的人，久而久之也会出现牙实质的损害。龋齿病人的牙齿上能看到大大小小的坑，牙齿有败坏的部分。当牙齿上的洞还没有涉及牙髓时，病人还不会觉得怎么样，可是一旦这个牙洞深了，涉及牙髓的神经以后，牙齿就会出现怕冷、怕热、怕酸、怕甜的现象，这个时候牙痛就会非常厉害了。

治疗这三种类型的牙痛所用的穴位是不同的：风火牙痛应该用一些清胃肠之火的穴位；如果是牙痛症状比较轻的风火牙痛，用一两个穴位，用一次重力的按揉就能指到病除。穴位治疗对肾虚牙痛也很有效，但是不会像治疗风火牙痛那样立竿见影，治疗次数相对要多一些。而第三种龋齿牙痛，穴位按压当时是有效的，但不能根治；根本的治法还是需要牙科治疗。所以，这里我们主要针对前两种牙痛介绍一些治疗穴位和方法。当然，这些穴位对第三种牙痛也会起到临时的止痛作用。

针刺治牙痛的局部取穴

治疗牙齿疼痛，首先要在牙齿的局部（面部）找穴位。主要有两个穴位：一个是颊车穴，另一个是下关穴。下关穴主要用来治疗上牙齿疼痛，而颊车穴既可以治疗上牙痛，也可以治疗下牙痛。这两个穴位都是属于胃经的穴位，按理说上牙齿属于胃经，但是因为颊车穴正好位于上下牙之间，所以不管是上牙痛，还是下牙痛，用颊车穴都有效。

我们来看看颊车穴的定位：颊车穴在下颌角前上方1寸的地方。为了把这个穴位定得精准一些，取穴时需要病人配合，先让病人把牙齿咬紧，当牙齿咬紧的时候，下颌角的前上方有一块肌肉（咬肌）会突起，牙齿一松，咬肌突起就会消失，这个咬肌突起的最高点就是颊车穴。

下关穴在耳前鬓角直下的颧弓下缘凹陷中，本穴的简易取穴方法正好同颊车穴相反：张口的时候有一个小骨头（下颌骨髁状突）隆起，而闭口的时候，下颌骨髁状突就会向耳门（耳屏）后移，隆起便会消失。要注意的是：颊车穴要在牙齿咬紧时取穴，然后取准突起的最高点，在操作的时候病人就不能再咬紧牙关了，而是要把嘴巴微微张开；下关穴则相反：取穴时要咬紧牙关，操作时就不能继续张着嘴巴了，而是要闭上嘴巴。

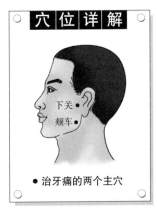

穴位详解

● 治牙痛的两个主穴

下关
颊车

这两个穴位具体的操作方法基本差不多，病人尽量放松面部肌肉，不要紧张，然后在穴位处实施指压，指压的时候可以用一只手托着病人的下巴，以另一只手的拇指端实施指压、按揉；也可以用皮肤针叩刺。无论是指压还是皮肤针叩刺，每穴每次均200下左右。如果是胃肠火盛牙痛，皮肤针可以叩刺出血。

治牙痛的远端取穴

人体有两个远端穴位治疗牙痛的效果非常好，一个是大肠经在手上的合谷穴，一个是胃经在脚上的内庭穴。

合谷穴位于手背第 1、2 掌骨之间略靠第 2 掌骨中点，其简单取穴法前文已多次涉及，在此不作赘述。

合谷穴是一个止痛要穴，由于大肠经在从手走向头的过程中有一条小分支进入下齿龈，所以，合谷穴所治疗的牙痛侧重于下牙痛。

合谷穴的操作方法是以指压为主，最好是将一只手的指尖朝向自己的胸部，另一只手的大拇指掐按穴位；要领是一定要顺着大肠经的经脉走向上下按

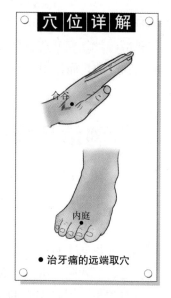

● 治牙痛的远端取穴

揉，而且用力的方向是往手腕方向，目的是让按压所产生的酸、麻、胀感能够顺着经络往上放散到下齿龈。有些经络比较敏感的人在按压了合谷穴以后，就会感觉到本来还痛得有点火烧火燎的牙齿，有一种清凉的感觉，这表明按压合谷穴已经产生了清热解毒的功效，能够消除牙齿的红肿热痛。也可以用皮肤针叩刺，甚至要求叩出血来，但是不能用灸法，因为大肠本来就有火，以免火上浇油。

内庭穴在足背第 2、3 趾缝的纹头端，由于胃经在从头走向足的过程中有一条小分支是进入上齿龈的，所以，内庭穴所治疗的牙痛侧重于上牙痛。内庭穴的操作方法也是以指压为主，要领是一定要顺着胃经的经脉走向上下按揉，而且用力的方向是往足踝方向，目的是让按压所产生的酸、麻、胀感能够顺着经络往上放散到上牙齿。内庭穴治疗胃火牙痛也不能灸，因为有胃火，越灸火会越大。而用皮肤针敲打就能发挥很好的治疗作用，有意识地敲出点血来，止痛效果会更好。

在此赋诗一首。

> 牙痛不是病，痛时要人命；
> 颊车一按揉，疼痛消失尽。
> 穴位显奇效，按压要用劲；
> 倘若效果差，合谷加内庭。

顺着经脉走向按压才有效

几年前，有一次我在江苏省推拿按摩学校上课，有个女学生正好牙痛。课间有同学给她作了合谷穴按压，没有收到效果，下课以后她就找我给她看看。

她痛在下牙，牙龈可见红肿，当属于风火牙痛。下牙痛取合谷穴是对的，怎么没有效呢？我也是给她按压了合谷穴，结果手到痛止。她说：怪了，怎么老师一按就好了，我同学按就不管用呢？

我问那个学生是怎么样按压的？才发现那个同学没有顺着经脉走向按揉，而用的是错误的横向按压，所以收效甚微。

两例"火牙"都是一次消

再给大家举个例子，我在武汉工作的时候，有一个病人在我们医院肝病科住院，平时也爱喝酒。一天突然牙齿剧烈疼痛，难以忍受。口服止痛片也不能止痛，当晚病人彻夜未眠。次日上午前来针灸科求治。

当时病人一侧面部微肿，上齿龈红肿，无龋齿，口干渴，苔黄燥。证属"胃火牙痛"。经针刺颊车、下关、内庭几个穴位，强刺激泻法，当即痛止，且感觉到齿龈清凉舒适，1次即愈。

2017年5月，我回到家乡参加中学同学会，5月16日的聚餐会上，大家都在津津有味地享受着美食，唯独曾任我们家乡县文化局局长的美女同学玉珍手捂着右侧腮帮子，表情痛苦——牙痛得厉害。

我问是上牙还是下牙？回答是上牙；又问她是火牙还是蛀牙？告知是火牙，近几日应酬多了，酒、辣椒、油炸食品……来者不拒。

我当即给她按压右侧颊车穴。本来还打算按压内庭穴的，但颊车穴一按压，短短几秒钟玉珍即告疼痛完全消失，连声称奇！旋即，她就能同大家一样随心所欲地享用美餐了。次日早餐见面告之：牙齿不但没有再痛，就连牙龈红肿也消失殆尽。非常开心！

治肾虚牙痛需"团队合作"

治疗肾虚牙痛要加几个补肾精的穴：第一个就是位于足内踝高点与跟腱水平连线的中点的太溪穴，属于肾经的第一要穴；第二个穴位是复溜穴，在太溪穴上2寸；第三个穴位是照海穴，在内踝尖正下方的凹陷处。

此肾经三穴都能够滋补肾阴而养骨髓，主要采用指压、按揉法，每个穴位按压2~3分钟，然后再用皮肤针轻刺。肾虚牙痛虽然是虚证，但一般也不能用灸法，为什么呢？因为肾主水，肾一旦虚了以后就容易生虚火，导致虚火上炎，从而出现牙痛、牙龈微红。这里的牙齿松动、牙龈微红就是虚火上炎引起的，实火牙痛绝对不能施灸，虚火牙痛最好

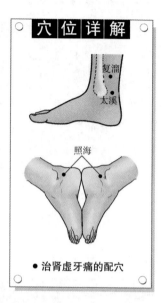

穴位详解

复溜

太溪

照海

● 治肾虚牙痛的配穴

也不要用灸法。指压按揉、皮肤针叩刺是治疗肾虚牙痛的主要方法。

在用远端穴位治疗牙痛时有一个特殊的要求，就是施术者在按揉远端穴位的同时，病人要配合做咬牙、叩牙动作，这也是一种口腔运动的方式。这样治疗3~5次，病人就能感觉到牙痛明显减轻，牙齿松动的感觉也会有所好转。坚持治疗3~5个疗程（一般10次为1个疗程）即能得到根治。

治疗龋齿痛时，除了用穴位以外，还有一些简易的小方法：那就是将新鲜的生姜、大蒜瓣、花椒、朝天椒等捣烂，根据龋齿洞的大小挑一点点填塞到龋洞里，或者用干净棉球蘸少许花椒粉、辣椒粉填塞到龋洞里，一般都可以马上收到止痛的效果。

经验之谈：注意事项

最后说一说牙痛的家庭自我保健的注意事项。首先，当然是平时一定要注意口腔卫生和保护牙齿，尽量少吃或不吃生硬难咬的食物，避免冷、热、酸、甜的刺激。

第二，孕妇牙痛不能用合谷穴治疗。因为重力掐按合谷穴，可能引起较强的子宫收缩，容易导致流产或引起早产。我有一个学生，在一家大的宾馆医务

室工作，有时一些部门经理喜欢到他那里玩，有的还向他学习一些简单的医疗保健知识。有一次，一位经理找到他说自己的爱人怀孕流产了。问起缘由，原来经理的爱人夜间突然牙痛，我们这位对合谷穴治疗牙痛一知半解的经理为了在自己爱人面前"露"一手，就为爱人重力掐按了合谷穴，牙痛当时很快就止住了。没想到两天之后他爱人就开始小肚子疼痛，同时伴有阴道流血现象。经医院妇科医生检查，确认是流产了。所以，对于成年育龄期的女性，如果涉及需要用合谷穴治疗的情况，事先一定要了解她的月经情况，在排除了受孕的情况下方可取用合谷穴。切不可马虎从事！

第三，龋齿牙痛用指压法仅可暂时止痛，根治仍需补牙或拔除蛀牙。

最后还有一点大家要注意，在口腔科，有时会出现误将三叉神经痛当作牙痛，以致冤枉拔牙的"冤假错案"。为什么会这样呢？因为支配牙髓质的神经都是由三叉神经细分出来的，三叉神经第 2 支疼痛很容易与上牙痛混淆，三叉神经第 3 支疼痛又很容易与下牙痛混淆。所以，注意将牙痛与三叉神经第 2、3 支痛相区别，这十分重要。

四十六、
针灸戒烟
试试『甜美穴』

　　2010 年 6 月，在南京的一个针灸减肥美容学习班讲课时，一个学员提出想体验一下针灸戒烟。因为当时没有耳穴按压的工具和材料，就给他针了甜美穴。这个老烟民一个下午没有吸烟，后来拿起 1 支，也觉索然无味，只吸了几口就扔掉了。

戒烟综合征主要是指长期吸烟的人，在成瘾、产生依赖性后，突然中断而出现的烦躁不安、呵欠连作、流泪、流涎、全身疲乏、昏昏欲眠、感觉迟钝等一系列戒断现象。中医学无此病名，但在"咳嗽""郁证""多寐""痫证""虚损"等病症中有类似表现。

甜美穴让人厌恶香烟

针灸（尤其是耳针）戒烟效果较好，对自愿接受戒烟治疗者，大多可以达到预期的效果。对于烟龄较长、平时每日吸烟量较大或因职业及环境造成吸烟习惯者，效果较差。戒烟的远期疗效较近期疗效差。

治则宜宣肺化痰、宁心安神，以针刺为主，泻法或平补平泻。处方：尺泽、合谷、神门、甜美穴（列缺与阳溪连线的中点）、丰隆。

尺泽、丰隆、合谷宣肺化痰，疏通头部经脉，调和气血与口味；神门宁心安神除烦；甜美穴为戒烟的经验穴，能改变吸烟时的欣快口感，产生口苦、咽干、恶心欲呕等不适感，乃对香烟产生厌恶而停止吸烟。

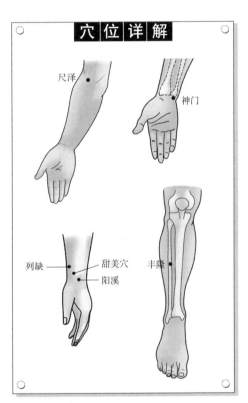

穴位详解

操作：甜美穴直刺 0.3 寸，与尺泽、丰隆、合谷均用捻转泻法，神门穴平补平泻，留针 30 分钟。每日 1 ～ 2 次。

不会针灸可选耳穴

没有针具和针刺经验的人，耳穴可作为首选之法，取口、咽喉、气管或支气管、肺、内鼻、外鼻、胃、皮质下、交感、耳神门等。用王不留行籽或其他硬质菜籽贴压，每天按压 3~5 次，特别是有吸烟欲望的时候应及时按压，能起到很好的抑制作用，这也是影响针灸戒烟成败的关键因素。

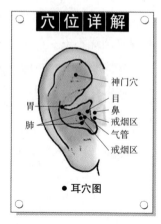

● 耳穴图

或者选用短小细的美容针强刺激，留针 15 分钟。每天 1 次，两耳交替应用；也可以埋钬针，每日按压 3~5 次。

通过耳穴压丸戒烟，再抽烟的时候，嘴里有一种烟味变苦、变辣，类似嚼蜡、嚼枯草的感觉，并且还口干、口苦、咽干喉燥、胃中胀闷不适甚至疼痛。穴位治疗的结果，破坏了原先抽烟的那种欣快感，再也没有往日那种"快活似神仙"的感觉了。从而对抽烟产生厌恶之感，很快也就戒除了。

运用耳穴压丸戒烟时，要求戒烟者在饭后或用脑工作中吸烟欲望最强时，自己按压已贴好的耳穴以加强刺激，使烟瘾消失。并根据戒烟者戒断后产生的各种不适症状，分别选穴处理。只有这些症状消失，戒烟的效果才能巩固。从这点来说，经穴"神门"和耳穴"神门"的镇静宁神的作用十分重要。

真 验 案

读者的意外收获

2008 年的一天，我接到一位梁女士的电话。她告诉我说，她手上有我写的一本针灸养生保健书《针灸健身常识速览》，自己除了日常用书中介绍的方法做穴位保健、解决自身的健康之外，还按照书上的耳穴戒烟方法帮她老公戒烟，几次就获得了成功。因此她非常高兴，特地向作者汇报，表达自己的兴奋、感谢。

漂洋过海也"甜美"

一位 45 岁的法国警官，从 20 岁开始抽烟，至今已经有 25 年抽烟史，平均每天抽烟 10 支。尽管抽烟量并不多，但太太非常反感，在我 2018 年 6 月赴法讲学期间，该警官主动要求针灸戒烟。

6月8日晚开始第一次采用中药王不留行籽按压耳穴的口、咽喉、肺、气管、内鼻、外鼻、胃、神门、交感、皮质下等（每次选取8个耳穴左右），左右耳交替；同时针刺同侧腕关节的甜美穴，取针后也用王不留行籽贴压。贴压后每天要求戒烟者主动按压所贴耳穴3~5次（尤其是有抽烟欲望时），每次每穴按压2~3分钟。

首次治疗后，该警官第二天抽烟数量就减少一半（白天3支，晚上2支。而且还都是没有抽完）；第二次治疗后，次日已经少有抽烟欲望，减少到3支，反映说抽烟的时候，口中有如同嚼蜡和枯草感，已经没有原先那种"快活似神仙"的感觉了；第三次治疗后白天2支，晚上没抽；第四次治疗后次日一天没有抽烟；第五次治疗之后就完全不抽了，想到抽烟就有恶心感，他和太太都非常开心。一年半之后微信随访，一直没有再抽烟。

我的好朋友意大利岐黄中医学院何树槐教授，则擅以针刺结合艾灸治疗戒烟综合征。他的一个病人，意大利女士Lorendina 55岁，有吸烟史数十年，每天吸烟20支左右。曾戒烟5次，皆因戒烟后出现精神紧张或精神忧郁、悲伤欲哭而失败。此次已戒烟10天，依旧精神忧郁、天天悲伤欲哭。故求针灸帮助。

何教授治疗取四神聪、少商、内关、太冲、隐白等穴，常规针刺3次，病症如前。后根据其寸脉沉弱，于是改在隐白、少商二穴用灸法，每穴5壮。二诊明显好转，又巩固治疗2次，病症全无，之后也未再吸烟。

缺少社会支持可能前功尽弃

针灸戒烟，除了当事人自己要有戒烟愿望之外，还需要戒烟者的家人及亲朋好友们的理解、关心和支持。这点非常重要！

我1997年第二次赴西非贝宁共和国，在一家中泰合资的诊所工作。其间，曾接受加拿大援助非洲的农业专家组一位女士要求，给她做戒烟治疗。此专家抽烟量大，每天将近3包。

第一次治疗并按照要求按压耳穴后，她就减抽1包；第二次再减1包，第三次又减去半包，第四次减少到5支，第五次又减少到3支。第六次她来后，以近似央求的口气同我商量，说能不能让她最后保留每天抽3支烟。

我问她为什么，她说她周围的一些好友都反对她戒烟，说她戒烟是对他（她）们的背叛。当他（她）们抽烟的时候，纷纷向她吐烟圈，让她感觉到非常难受，实在受不了！

我只好同意她的要求，心里嘀咕：以后她会不会反复甚至前功尽弃，那就要看她个人的毅力和那些朋友们的态度了。有的戒烟失败者，基本上就是过不了环境和人情这一关。

【友情提醒】

1. 针灸（尤其是耳针）戒烟效果较好，对自愿接受戒烟治疗者，大多可以达到预期的效果。

2. 对于烟龄较长、平时每日吸烟量较大或因职业及环境造成吸烟习惯者，效果较差。戒烟的远期疗效较近期疗效差。

3. 针灸戒烟，除了自己有戒烟愿望之外，亲朋好友们的理解、关心和支持特别重要！

四十七、
针灸戒酒
轻症效果显著

酒精长期、大量进入体内，与中枢内阿片类受体相结合，致使体内内源性阿片类物质的分泌受到抑制。一旦外源性成瘾物质停止供应，内源性阿片类物质的分泌不能满足人体需要，则诱发出一系列难以忍受的戒断现象。

长期饮酒的人中断饮酒后，会出现全身疲乏、软弱无力、呵欠、流泪、流涕、厌食、恶心、呕吐、烦躁不安、精神抑郁等一系列的瘾癖症状。

轻症针灸大多有效

针灸疗法戒酒效果明显，对自愿接受戒酒治疗者，大多可以达到预期的效果。对于酒龄较长、饮酒量较大或因职业及环境造成饮酒习惯者，效果较差。

治则：调和气血、宁心安神，以针刺为主，平补平泻。处方：头顶百会穴，手腕神门穴，后背脾俞、胃俞穴，下肢足三里、三阴交穴。

百会位于头部，属督脉要穴，内通于脑，有镇静宁神之功；神门乃心经原穴，宁心安神；脾俞、胃俞分别为脾和胃的背俞穴，配脾经三阴交、胃经足三里健脾和胃、调和气血。

烦躁不安、精神抑郁加人中、心俞、内关宁心安神；头昏、腰膝酸软加肝俞、肾俞补益肝肾；恶心呕吐加内关、中脘和胃降逆；腹痛、腹泻加天枢、上巨虚调理肠腑。

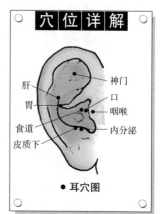

● 耳穴图

诸穴均常规操作，动留针 30～60 分钟，务求保持较强针感。每天 1～2 次。

不会针灸的人可取耳穴：取口、咽喉、食道、胃、肝、内分泌、皮质下、神门。每次选 3～5 穴，用王不留行籽贴压，每日自行按压 3～5 次，如酒瘾发作时，可随时按压耳穴。如毫针浅刺，留针 30 分钟，每天 1 次，效佳。

好友周国平教授的俄罗斯治验

我的好友周国平教授，就职于广州南方医科大学时，曾于 1993 年 3 月至 1995 年 3 月赴俄罗斯摩尔曼斯克市工作 2 年。那个地方位于北极圈内，气候严寒，人们素有酗酒解闷、驱寒的习俗。他在工作期间，运用毫针针刺、耳穴和含化中成药六神丸帮助俄罗斯人戒酒，疗效满意。

毫针针刺：取百会、中脘、神门、足三里、三阴交，常规针刺，得气后动留针 30 分钟，间歇捻转行针 3 次。每天 1 次，10 次一个疗程。

耳穴贴压：取口、胃、心、咽喉、内分泌、耳神门，常规消毒后，用中药王不留行籽贴压耳穴（可以单侧、双侧交替，也可以双侧同时进行）。戒酒者每天自行按压所贴耳穴 3～5 次，如酒瘾发作时，可随时按压耳穴，按压强度以贴压耳穴处疼痛或灼热感为度，每次按压 5～10 分钟。每隔 2～3 天更换一次。

含化六神丸：取六神丸 1 次 5～10 粒，每天 3～4 次。酒瘾发作时，可随时含服。含化六神丸戒酒，是周教授的偶尔发现。他用六神丸治疗一例口腔溃疡、咽喉肿痛，病人自含化六神丸后，烟瘾逐渐减小以至完全戒除。受此启发，周教授又将含化六神丸用于戒酒，也同样收到显著效果。

【友情提醒】

应用耳压或耳穴压丸戒酒时，要求戒酒者在酒瘾发作时，自行按压已贴好的耳穴以加强刺激，使酒瘾消失。并根据戒断后产生的各种不适症状，分别选穴处理，以巩固戒酒的疗效。

四十八、一考试就紧张
可敲头可捏耳

考试紧张综合征属于竞技紧张综合征的范畴，是在考试前或者考试过程中由于精神紧张出现的神经、呼吸、消化、心血管、泌尿等多个系统的不适症状，常见于高考和公务员考试过程中。

本病属于中医学"心悸""不寐""晕厥"的范畴，病因病机是七情内伤，情志偏胜，喜怒忧思太过，从而引起脏腑功能失调。考生在考前或考试中出现头痛、头晕、心悸、失眠、嗜睡、纳差、腹痛、泄泻、出冷汗、呼吸急促、烦躁、手抖、肌肉震颤、倦怠乏力、注意力不能集中、记忆力下降、书写困难、视力模糊、尿频、尿急，甚则在考试中出现血压升高、晕厥、昏迷等。

百会、四神聪穴是"应考秘穴"

针灸治疗考试紧张综合征疗效确切，有着很好的补益心脾、疏肝理气、镇静宁神、醒脑增智作用，且无任何副作用。

取穴：头顶百会、四神聪、项后风池穴以及风池穴下5分（健脑穴）和下1寸（供血穴）、神门、内关、足三里、三阴交。

头痛眩晕加印堂、太阳；烦躁、手抖加人中、合谷；全身肌肉震颤加人中、阳陵泉、太冲；书写困难、视力模糊灸百会或加刺风池；血压升高加刺大椎；晕厥时可刺人中或鼻尖素髎穴。

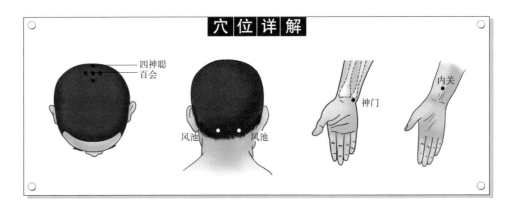

穴位详解

四神聪
百会

风池　风池

神门

内关

百会朝四神聪方向沿皮刺，或四神聪由前、后、左、右向百会沿皮刺；内关进针后略加捻转即可，针感切勿太强；人中强刺激不留针；风池穴从后发际下5分向上刺入1.5寸；百会、足三里针刺后加灸；其他诸穴常规操作。

百会穴有健脑益智作用，百会、四神聪穴是防治考试紧张综合征的主打穴位，如遇各种考试或者竞技比赛，考生出现头晕、头痛、心烦、心慌、恶心、呕吐、手抖、血压升高、烦躁不安、女子痛经等，都可以在考试或比赛前夜用皮肤针叩刺百会穴（光头者还可以用皮肤滚针），甚至将1枚短针置留在百会穴上予以防治。当然也可以在考试或竞技过程中出现紧张症状时随时针刺，留针至考试结束。可以消除紧张，提高记忆，使头脑清醒、思路敏捷，提高考试或比赛成绩。

名中医孙申田教授治验

黑龙江中医药大学第二临床医学院（即针灸推拿学院）著名针灸老专家孙申田教授，退休前曾经主持过针灸防治考试紧张综合征的课题。

他对平时学习成绩不怎么优秀，且考试容易紧张的学生经常针刺百会、四神聪、风池以及风池穴下5分的健脑穴和下1寸的供血穴。经过一段时间的治疗，发现可以有效地增强学习时的注意力，提高思维和分析能力以及记忆力，考试也不紧张了，从而提高学习成绩。使预考成绩不理想的学生在正式考试时临场发挥良好，考上了自己理想的大学。

不会针刺的人，可取耳穴：神门、心、皮质下、交感、枕、脑、脾、肝等穴。每次选2～3穴，考试前用中药王不留行籽或硬质菜籽贴压。考试或比赛过程中如果出现有紧张症状时，可自己按压耳穴，以加强刺激，增强镇静效果。

附录　家庭常用穴位速查

一、头项部穴

1. 角孙

位置：在侧头部，耳尖正对发际处。

作用：防治腮腺炎、结膜炎、头痛等。

2. 印堂

位置：在前额部，当两眉头的中间。

作用：防治高血压、失眠、头痛等。

备注：本穴原属经外穴，现已归为督脉经穴。

3. 瞳子髎

位置：在侧面部，目外眦（外眼角）外 0.5 寸凹陷处。

作用：防治青少年近视、干眼病等。

4. 太阳

位置：在颞部，当眉梢与目外眦之间，向后约一横指的凹陷处。

作用：防治感冒、头痛、眼病。

备注：本穴为经外穴。

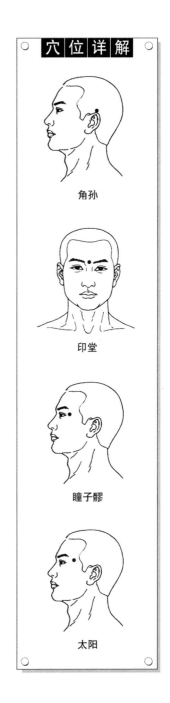

穴位详解

角孙

印堂

瞳子髎

太阳

5. 承泣

位置：在面部，眼球与眶下缘之间，瞳孔直下。

作用：防治多泪症、麦粒肿、白内障等眼病。

6. 百会

位置：在头顶部，于前后正中线和两耳尖连线的交点处取穴。

作用：防治高血压，中风、眩晕、失眠等。

7. 四白

位置：在面部，眶下孔处。正视瞳孔直下凹陷处。

作用：防治眼病、牙痛、颞下颌关节紊乱症、面神经麻痹、面肌痉挛等。

8. 迎香

位置：在面部，鼻翼外缘中点旁，鼻唇沟中。

作用：防治各种鼻炎、鼻出血等。

9. 下关

位置：在面部，颧弓下缘中央与下颌切迹之间凹陷中。闭口时取穴。

作用：防治耳鸣、面肌瘫痪、面肌痉挛、牙痛、颞下颌关节紊乱症等。

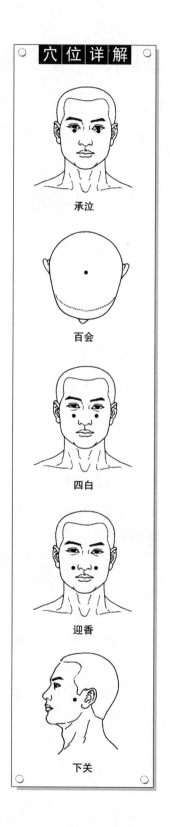

穴位详解

承泣

百会

四白

迎香

下关

10. 颊车

位置：在面部，下颌角前上方一横指（中指），闭口咬牙隆起最高处。

作用：防治面肌麻痹、面肌痉挛、三叉神经痛、牙痛等。

11. 耳尖

位置：在耳郭的上方，当折耳向前，耳郭上方的尖端处。

作用：头痛、流行性腮腺炎、麦粒肿、过敏性鼻炎。

备注：此穴为耳穴，也为经外穴。

12. 风池

位置：在项部，枕骨之下两侧，正当斜方肌外缘与胸锁乳突肌后缘之间的凹陷中。

作用：防治感冒、高血压、头痛、白内障、近视等。

13. 翳风

位置：在颈前部，耳垂后方，乳突下端前方凹陷中。

作用：防治耳鸣、中耳炎、颞下颌关节紊乱症、面神经麻痹、面肌痉挛等。

14. 人迎

位置：在颈前部，横平甲状软骨（喉结）上缘，胸锁乳突肌前缘，有颈总动脉搏动处。

作用：防治高血压、咽炎。

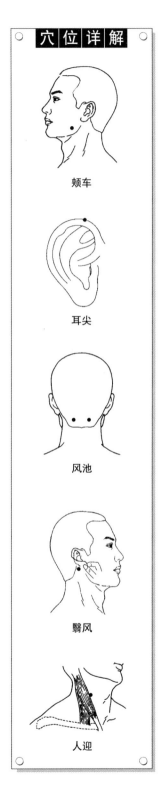

穴位详解

颊车

耳尖

风池

翳风

人迎

二、背腰部穴

15. 大椎

位置: 在肩背正中,后正中线上,第七颈椎棘突下凹陷中。俯首时,当项后隆起最高处下缘凹陷中。

作用: 防治慢性支气管炎、哮喘的发作、辅治颈椎病、老年骨质疏松及改善亚健康、消除疲劳等。

16. 身柱

位置: 在上背部后正中线上,第三胸椎棘突下凹陷中。

作用: 防治咳喘、鼻出血、疲劳综合征、亚健康等。本穴在古代作为养生灸的常用穴之一,尤其可用于小儿健身灸。小儿生后百日,灸此穴可预防感冒、百日咳、吐乳、消化不良等。

17. 命门

位置: 在腰部,后正中线上,第二腰椎棘突下凹陷中。可令病人正坐、直腰或俯卧,先触到第十二肋端,平移至脊柱中点,其棘突间即为本穴(约与肚脐相平)。

作用: 防治腰痛、泌尿生殖系病证,重要保健防病穴。能增强体质、调节精神,可用作平时保健防病、改善亚健康状态及防治男性性功能障碍等。

大椎

身柱

命门

一点就通2:家庭救急的指尖备急方

18. 风门

位置：在背部，第二胸椎棘突下，旁开 1.5 寸处。

作用：用以防治感冒、咳嗽、肺结核、痈疽等。日本将风门称为"打肩"，其民间习俗，人到 20 岁，须行"打肩灸"来防病强身。

19. 肺俞

位置：在背部，第三胸椎棘突下，旁开 1.5 寸处。

作用：常用以防治感冒、咳嗽，以及慢性支气管炎、哮喘等发作。

20. 心俞

位置：在背部，第五胸椎棘突下，旁开 1.5 寸处。

作用：防治冠心病心绞痛发作和心律不齐等病症。

21. 肝俞

位置：在背部，第九胸椎棘突下，旁开 1.5 寸处。

作用：防治多种肝胆病症、脂肪肝、胆结石及白内障等。

22. 胆俞

位置：在背部，第十胸椎棘突下，旁开 1.5 寸处。

作用：防治胆囊炎及胆石症急性发作。

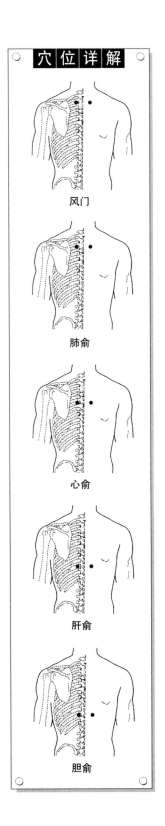

穴位详解

风门

肺俞

心俞

肝俞

胆俞

23. 脾俞

位置： 在第十一胸椎棘突下，旁开 1.5 寸处。

作用： 防治脾胃疾患，体虚者可以作强壮穴应用。

24. 肾俞

位置： 第二腰椎棘突下，旁开 1.5 寸处。即命门穴旁开 1.5 寸。

作用： 防治腰痛、泌尿生殖病证，哮喘、慢性气管炎、阳痿等，具保健抗衰老作用。

25. 大肠俞

位置： 第四腰椎棘突下，旁开 1.5 寸处。

作用： 防治慢性结肠炎、痢疾、肠易激综合征及便秘等。

26. 次髎

位置： 在骶部，当髂后上棘内下方，正好对准第二髎后孔中。约于第二骶椎假棘突下缘旁开 0.8 寸处取之。

作用： 防治痔疮、痛经、不孕不育及尿失禁等。

27. 长强

位置： 在会阴区，尾骨端与肛门连线的中点。

作用： 防治脱肛、痔疮、肛门瘙痒症等。

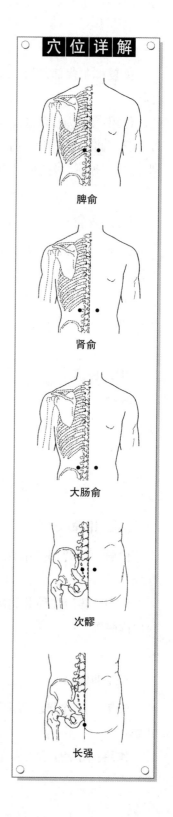

穴 位 详 解

脾俞

肾俞

大肠俞

次髎

长强

28. 肩井

位置：在颈后部，第七颈椎棘突下大椎穴与肩峰最外侧点连线的中点。

作用：防治肩周炎、乳腺增生病及乳腺炎等。

29. 天宗

位置：在肩胛区，约当肩胛冈中点与肩胛骨下角连线上 1/3 与下 2/3 交点凹陷处。

作用：防治肩背痛、胆石症、乳腺增生病等。

三、胸腹部穴

30. 天突

位置：在颈前部前正中线上，胸骨上窝中央。

作用：防治慢性支气管炎、哮喘、咽炎、咳嗽等。

31. 膻中

位置：在前胸部，前正中线上，横平第四肋间隙。（男性相当于两乳头连线中点）

作用：防治支气管炎、咳喘、心绞痛发作，缓解胸闷气短等症状。

32. 期门

位置：在胸部，乳头直下，第六肋间隙处取穴（乳头位于第四肋间隙）。

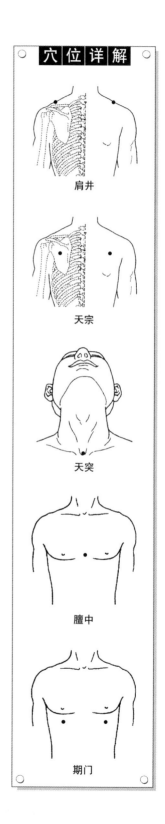

穴位详解

肩井

天宗

天突

膻中

期门

作用：防治胆囊炎、胆石症、脂肪肝，另具有降血脂、预防冠心病的作用。此外，健康人灸期门后，可增强抵抗力。

33. 天枢

位置：在下腹部，脐中旁开 2 寸处取穴。

作用：防治便秘、腹泻，及预防术后腹胀等。有减肥消脂作用。

34. 子宫穴

位置：在下腹部，脐中下 4 寸旁开 3 寸处取穴。

作用：防治子宫下垂、慢性盆腔炎、卵巢囊肿等。

备注：本穴为经外穴。

35. 三角灸穴

位置：以病人自身两口角之间的长度为一边，作等边三角形，将顶角置于病人脐中（神阙穴），底边置水平线，两底角处是穴。

作用：防治疝气、慢性肠炎、不孕症、黄褐斑等。

备注：本穴为经外穴。

36. 中脘

位置：在上腹部，前正中线上，脐上 4 寸。仰卧，在胸骨剑突至脐中连线中点取之。

作用：能调节脾胃功能、增强食欲，为传统的防病健身穴。

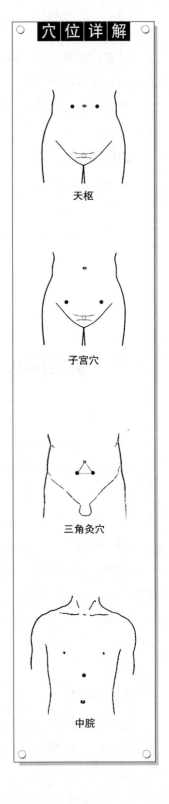

穴 位 详 解

天枢

子宫穴

三角灸穴

中脘

37. 神阙（脐中）

位置：在上腹部，脐窝正中。

作用：本穴是古代重要保健穴之一，现代人用它调节肠胃功能、提高免疫力、延缓衰老、预防中风。

38. 气海

位置：在下腹部，前正中线上，脐下 1.5 寸处。

作用：在现代，本穴用于增强人体的免疫力、延年益寿、改善亚健康状态，以及预防休克、增强男性性功能。古人认为该穴是"元气之海"，是防病强身的重要穴位之一，培补元气、固益肾精。

39. 关元

位置：在下腹部，前正中线上，脐下 3 寸处。

作用：用于降血脂、减肥，防治男性性功能障碍、小儿遗尿、盆腔炎、痛经等多种病症。本穴为历代重要的保健益寿之穴。

40. 中极

位置：在下腹部，前正中线上，脐下 4 寸处。

作用：防治男女泌尿、生殖系病症，尤其是妇产科病症。

41. 会阴

位置：在会阴区，男性当阴囊根部与肛门连线的中点，女性当大阴唇后联合与肛门连线的中点。侧卧位时，在前后二阴中间。

作用：防治前列腺炎、前列腺肥大、肛门瘙痒及尿、便失禁等。

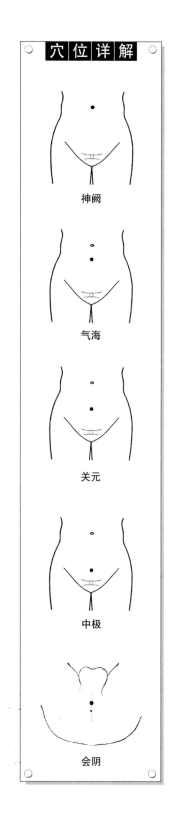

穴位详解

神阙

气海

关元

中极

会阴

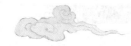

四、上肢穴位

42. 肩髃

位置：在肩部，屈臂外展，肩峰外侧缘前部凹陷处。

作用：防治肩周炎等。

43. 曲池

位置：在肘窝横纹桡侧端与肱骨外上髁之中点，屈肘取之。

作用：防治上肢疼痛、麻木，调整血压，治疗中风后遗症，防治感冒、荨麻疹等。古代将本穴称为"目灸"穴，用以防治老年视力减退、巩固牙齿。

44. 内关

位置：掌面腕横纹正中直上2寸，伸臂仰掌，两筋间取之。

作用：防治胸痛、恶心、呕吐，冠心病、高血脂、心律失常、带状疱疹、肋间神经痛等。

45. 养老

位置：在前臂后内侧，腕背侧横纹桡侧，桡骨茎突远端凹陷中。

作用：治疗牙痛、落枕、呃逆、肩痛等。

46. 阳溪

位置：在腕后外侧，腕背侧横纹上1寸，尺

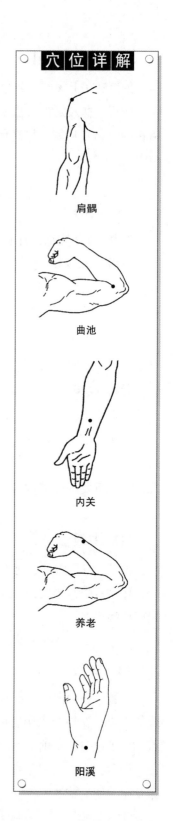

穴位详解

肩髃

曲池

内关

养老

阳溪

骨头桡侧凹陷中。

作用：防治腕关节扭伤、腱鞘炎，以及高血糖、肥胖等。

47. 大陵

位置：在腕前侧，腕掌侧横纹中点，在二肌腱之间。

作用：防治腕管综合征、心脏病，调控不良情绪等。

48. 合谷

位置：在手背，拇、示指间，当第二掌骨之中点，稍偏示指侧。可于拇、示指合并，虎口部隆起最高点取穴。

作用：防治面口疾病，感冒、头痛、颞下颌关节紊乱症等。

49. 少商

位置：在拇指末节桡侧，指甲根角侧上方 0.1 寸处。

作用：防治鼻出血、咽炎、扁桃体炎等。

50. 阳池

位置：在腕背侧横纹上，指伸肌腱的尺侧缘凹陷中。指伸肌腱在伸腕时可明显触及。

作用：防治腕关节扭伤、腱鞘炎、阳虚水泛型风湿性关节炎、高血糖、肥胖、感冒、扁桃体炎等。

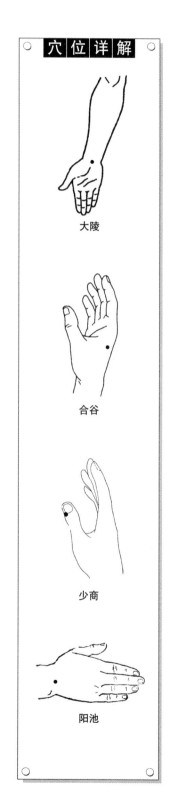

穴位详解

大陵

合谷

少商

阳池

五、下肢穴位

51. 血海

位置： 在膝关节髌底内侧端上 2 寸，当股内侧肌隆起处。

简易取穴法： 屈膝，以对侧的手掌按其膝盖，手指向上，拇指偏向股内侧，拇指指端所指处即为本穴。

作用： 防治膝骨关节炎、月经不调、子宫出血、荨麻疹、血虚、血滞等常用灸法。

52. 内、外膝眼

位置： 在膝前侧，屈膝，分别在髌骨下外及内下方凹陷中。

作用： 防治膝骨关节炎等各种膝部病症。

备注： 内膝眼为经外穴。

53. 委中

位置： 在膝后侧，腘横纹的中点。

作用： 治疗腓肠肌痉挛、腰椎间盘突出症、急性腰扭伤、慢性腰肌劳损等。

54. 足三里

位置： 在小腿前外侧，外膝眼下 3 寸，胫骨外侧的 1 横指。

作用： 防治消化系统病症及中风、感冒、冠心病等。本穴自古就是防病保健的要穴，用以健运脾胃、补中益气、增强体质、延年益寿。

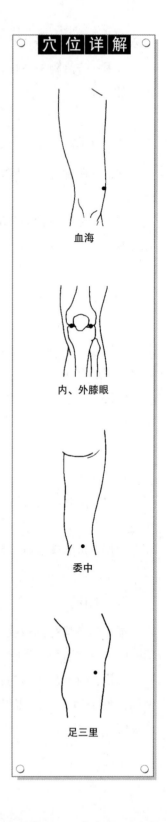

穴位详解

血海

内、外膝眼

委中

足三里

55. 阳陵泉

位置：在小腿外侧，腓骨小头前下方凹陷中。正坐屈膝，按取腓骨小头和胫骨粗隆，向下呈等边三角形，其下角端即是穴位。

作用：防治肝胆病症、中风后遗症、膝骨关节病等。

56. 胆囊穴

位置：阳陵泉下 1 ~ 2 寸，压之酸胀明显处。

作用：防治肝胆病症。

备注：本穴为经外穴。

57. 丰隆

位置：在小腿前外侧，外膝眼与外踝尖连线的中点。

作用：防治咳喘痰多、肥胖、高血脂、中风后遗症等。

58. 悬钟（又名"绝骨"）

位置：在小腿外侧，膝后侧，外踝尖上 3 寸。

作用：防治落枕、中风、腰腿疾病等。

59. 承山

位置：在小腿后面，伸直小腿时，腓肠肌肌腹出现尖角凹陷中。

作用：治疗痔疮、脱肛、腓肠肌痉挛、腰腿痛等。

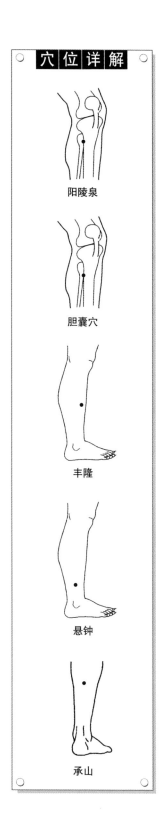

穴 位 详 解

阳陵泉

胆囊穴

丰隆

悬钟

承山

60. 三阴交

位置： 内踝尖直上 3 寸，当胫骨后缘。

作用： 可防治男女泌尿、生殖系病症。本穴为强身保健要穴，对增进腹腔脏器，尤其是生殖系统健康有较重要作用。

61. 公孙

位置： 在足内侧，第一跖骨底的前下缘赤白肉际处。

作用： 防治功能性消化不良、胃痉挛、消化性溃疡等。

62. 大敦

位置： 在足趾，大趾末节外侧，趾甲根角侧后方 0.1 寸处。

作用： 防治睾丸炎、疝气等。

63. 涌泉

位置： 在足底，屈足卷趾（向足心方向屈曲）时，足心最凹陷处。

作用： 防治高血压、鼻出血、癔症等，以及具有促进睡眠、增强体质和延年益寿的作用。

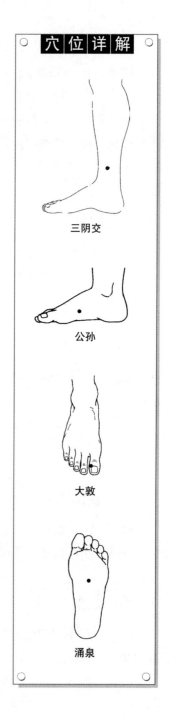

穴位详解

三阴交

公孙

大敦

涌泉